高级病理生理学实验技术

主　　编　刘　玲　章小清
副 主 编　俞作仁　张　林　马　琳
编　　委（按姓氏笔画排序）

马　琳　同济大学医学院 / 附属东方医院

刘　玲　同济大学医学院 / 附属东方医院

孙云甫　同济大学医学院 / 附属东方医院

李　男　同济大学医学院

李　琨　同济大学医学院

何　晶　同济大学医学院

张　林　同济大学医学院 / 附属东方医院

张书伟　同济大学医学院

陈一凡　同济大学医学院

周大鹏　同济大学医学院

周言杰　同济大学医学院

房玉江　同济大学医学院 / 附属东方医院

俞作仁　同济大学医学院 / 附属东方医院

姚丽君　同济大学医学院

章小清　同济大学医学院 / 附属东方医院

梁兴群　同济大学医学院 / 附属东方医院

程嘉艺　同济大学医学院

科学出版社

北　京

内 容 简 介

本书围绕心、脑、肝、肾、肺、皮肤等组织器官，展示了生命科学基础专业的基本动物实验和疾病动物模型，如心血管系统的心肌细胞分离以及心肌梗死、心力衰竭等动物疾病模型，慢性肝纤维化动物模型等。与此同时，本书还关注了生命科学前沿领域的新进展和新技术，包括助力转化医学的干细胞移植、构建表皮 - 真皮组织工程皮肤，以及新型冠状病毒检测和分析等。

作为连接临床医学和基础医学的纽带，本书无论对医学生还是生命科学研究者来说，都具有拓宽视野、启发思维的作用，是一本极具价值的科学实验教材。

图书在版编目（CIP）数据

高级病理生理学实验技术/刘玲，章小清主编 . —北京：科学出版社，2023.2

ISBN 978-7-03-074479-1

Ⅰ.①高…　Ⅱ.①刘…②章…　Ⅲ.①病理生理学–实验　Ⅳ.① R363-33

中国版本图书馆 CIP 数据核字（2022）第 253009 号

责任编辑：胡治国/责任校对：张小霞
责任印制：李　彤/封面设计：陈　敬

科学出版社 出版
北京东黄城根北街 16 号
邮政编码：100717
http://www.sciencep.com

北京中石油彩色印刷有限责任公司 印刷
科学出版社发行　各地新华书店经销

*

2023 年 2 月第 一 版　开本：720×1000　1/16
2023 年 2 月第一次印刷　印张：7 1/2
字数：168 000

定价：56.00 元
（如有印装质量问题，我社负责调换）

前　言

　　科技自立自强是国家发展的战略支撑，而科技自立自强的关键是培养一大批有科研创新思维和创新能力的高质量人才。围绕基础医学和临床医学拔尖人才或相关学科的交叉复合型人才培养，本教材编写团队结合当前科学前沿和自身科研特色，围绕心、脑、肝、肾、肺、皮肤等组织器官常用的实验技术，编写了这本《高级病理生理学实验技术》。教材中各章节通过简短的摘要和清晰的引言，描述了实验的目的和意义；通过翔实的实验材料和实验方法的描述，从理论上指导学生进行实验的设计和操作；通过对注意事项的精简描述，提高实验的成功率。同时，结合当前医学研究热点，我们专门编写了包括常用心血管疾病实验动物模型，人多能干细胞培养、神经定向分化与脑内移植，小鼠慢性肝脏纤维化模型，整体肾脏免疫荧光染色及共聚焦三维重建，新型冠状病毒刺突蛋白和抗体的分析表皮 - 真皮组织工程化复层皮肤的体外构建等有关再生医学、重大慢性病、前沿成像技术、组织工程等相关内容。教材各章节所涉及的大部分实验的配套视频教材收录在同济大学的 "同学堂" 精品网课 "高级病理生理学理论与实验技术" 中。教材及其涉及的实验技术已在本校研究生教育中试用两年，受到了学生的广泛认可。

　　本教材适用于生物工程、基础医学及临床医学等方向的本科生和研究生使用，也可作为医学科研工作者、教师的实验参考书使用。本教材建设受到同济大学研究生教材出版基金资助，编委来自同济大学医学院 / 附属东方医院的病理与病理生理学系和人体解剖与组织胚胎学系的一线教师和博士生，在此一并表示感谢。由于编委学术水平有限，书中难免出现疏漏之处，期待同行专家、使用教材的师生和其他读者批评指正。

　　本书彩图请扫描各章二维码。

刘　玲　章小清

2022 年 7 月

目　　录

第一章　常用心血管疾病实验动物模型

第一节　体外分离心房和心室肌细胞

摘　要

　　高质量的心肌细胞分离对于在细胞和分子水平上成功研究心肌功能至关重要。尽管众多的科研工作已经为不同种类的心肌细胞建立了分离程序，但是要持续得到存活率高和功能完善的心肌细胞仍然是实验操作过程中面临的严峻挑战。朗根多夫（Langendorff）逆行灌注技术是从完整心脏分离心肌细胞最成功、最易复现的方法。在本章节中，我们将详细说明 Langendorff 分离大鼠心房和心室肌细胞的所有操作内容。这包括一系列必要的步骤，从快速主动脉插管开始冲洗心脏血液，用不含钙离子的溶液短时间灌注心脏，然后用含低钙离子的酶溶液长时间灌注，以破坏细胞外基质网络，提取释放的心肌细胞并温和地重新导入钙离子，使细胞逐渐恢复到正常的胞质钙离子水平。通过此方案分离的完整存活心室肌细胞得率约为 70%（50% ～ 90%）。通常心房肌细胞得率较心室肌细胞低，约 10%。心肌细胞得率还取决于大鼠的年龄和心脏重塑的程度，因此动物年龄较大或发生重构的心脏（更多纤维化）通常会导致较低的得率。分离的心房和心室肌细胞可用于研究心肌细胞功能（如缩短 / 收缩、细胞内钙离子转化）以及生化和分子生物学研究（如免疫印迹、PCR）。

一、引言

　　成功体外分离出成年心肌细胞是在细胞和分子水平上研究和了解心脏生理和病理机制的重要手段和方法。胚胎心肌细胞和新生心肌细胞的研究不能简单适用于成年心肌，因为这些细胞在形态和超微结构以及重要离子通道、钙调节和收缩蛋白的表达方面与成年心肌细胞不同。类似的问题也同样存在于新近发展起来的诱导多能干细胞衍生而来的心肌细胞。分离的心肌细胞具有不受神经和体液影响的优点，为高度可控的体外细胞实验提供了理想的实验条件。此外，分离心肌细胞提供了从心脏不同区域（如左心房或右心房、左心室或右心室、梗死病变区域或心脏传导系统）选择细胞的可能性。高质量的心肌细胞分离对于新分离和培养细胞的成功研究至关重要，可以通过多种基因转染技术干扰靶基因的表达，从而研究靶基因在心肌细胞功能调控中的作用和分子机制。

　　从 20 世纪 70 年代至今，各种分离心肌细胞的方法逐步发展起来。哺乳动物的心肌细胞分离可能因物种差异而有所不同。然而，主要的核心分离过程以及获得功能完整的、正常钙运作的心肌细胞所涉及的关键因素已经明确。在所有物种中，大鼠和小鼠可能是分离心肌细胞最常用的动物。Langendorff 逆行灌注术是从完整心脏中分离活心肌细胞的最具重复性和最佳的酶分离技术。这种技术通过主动脉插管对心脏进行灌注,灌注缓冲液在压力下关闭主动脉瓣,与正常生理血流相反(逆行)沿升主动脉向下流动,从而充盈冠状动脉血管。本文介绍的方案描述了从大鼠心脏分离心房和心室心肌细胞的过程,并对先前发表的实验方案进行了相应修改。

分离心肌细胞的主要步骤是通过快速主动脉插管进行灌注,使用低钙溶液清洗出心脏中的血液,用无钙的溶液短暂地灌注心脏,使心肌细胞在闰盘处解离,随后用含有蛋白水解酶的低钙溶液长时间灌注,从而降解单个细胞与细胞外基质网络的连接,提取解离的心肌细胞并温和地重新加入钙,使细胞逐渐恢复到正常的细胞液钙离子水平。

在下文中,我们将详细说明分离大鼠心房和心室心肌细胞的所有步骤,强调成功制备细胞所需的最关键步骤。

二、实验材料

1. 设备

(1)在恒流模式下运行的 Langendorff 装置、蠕动泵、水浴箱。

(2)解剖用的光学显微镜或放大镜。

(3)一个大小合适的不锈钢套管(直径 2 ~ 3mm,取决于大鼠的大小)。

(4)外科用丝线(5-0 号)、注射器。

(5)剪刀。

(6)镊子、细弯锯齿钳。

(7)300μm 筛网、培养皿、盖玻片、Falcon 试管。

2. 溶液 使用超纯水(ddH$_2$O)制备所有溶液,用 Milli-Q A+ 超纯水系统处理,强烈推荐使用 18.2Ω 分子生物学等级的水,所有的分离溶液都应该从基本分离缓冲液中新鲜制备(表 1-1)。

(1)基础分离台氏液(Tyrode's solution)(见注意事项 1):130mmol/L NaCl,5.4mmol/L KCl,0.5mmol/L MgCl$_2$,0.33mmol/L NaH$_2$PO$_4$,25mmol/L 羟乙基哌嗪乙烷磺酸(HEPES),22mmol/L 葡萄糖,0.01U/ml 胰岛素(pH 7.4)。

(2)插管液:含有 0.15mmol/L CaCl$_2$ 和 2U/ml 肝素的分离台氏液(见注意事项 2)。

(3)心脏停搏液(置冰浴):含有 25mmol/L KCl 的插管液。

(4)无钙溶液:含有 0.4mmol/L 乙二醇双 2-氨基乙醚四乙酸(EGTA)的分离台氏液(见注意事项 3),10mmol/L 2,3-丁二酮肟(BDM)和 2U/ml 肝素。

表 1-1　各种分离液配方

溶液名	基础分离台氏液	物质	最终浓度
插管液	250ml	CaCl$_2$	0.15mmol/L
		肝素	2U/ml
无钙溶液	50ml	EGTA	0.4mmol/L
		2,3-丁二酮肟	10mmol/L
		肝素	2U/ml

续表

溶液名	基础分离台氏液	物质	最终浓度
酶溶液	50ml	胶原酶	0.8mg/ml
		蛋白酶	0.05mg/ml
		$CaCl_2$	0.2mmol/L
		2，3-丁二酮肟	10mmol/L
心室肌细胞停搏液	15ml	$CaCl_2$	0.5mmol/L
		2，3-丁二酮肟	10mmol/L
		牛血清白蛋白	2mg/ml
钙离子溶液 1	15ml	$CaCl_2$	1mmol/L
		牛血清白蛋白	2mg/ml
钙离子溶液 2	100ml	$CaCl_2$	1.5mmol/L

（5）酶溶液：含有 0.2mmol/L $CaCl_2$，10mmol/L BDM，0.8mg/ml 2 型胶原酶，0.05mg/ml XIV 型蛋白酶的分离台氏溶液（见注意事项 4）。

（6）心房肌细胞停搏液：含有 0.2mmol/L $CaCl_2$，10mmol/L BDM 的分离台氏液。

（7）心室肌细胞停搏液：含 0.5mmol/L $CaCl_2$，10mmol/L BDM（见注意事项 5），2mg/ml 牛血清白蛋白（BSA）的分离台氏液。

（8）钙离子溶液 1：含有 1mmol/L $CaCl_2$，2mg/ml BSA 的分离台氏液。

（9）钙离子溶液 2：含有 1.5mmol/L $CaCl_2$ 的分离台氏液。

（10）麻醉剂：异氟醚。

（11）层粘连蛋白。

3. 动物　12 ～ 16 周龄健康雄性大鼠。

三、实验方法

1. 设置 Langendorff 装置

（1）在分离过程中，Langendorff 装置以恒流模式运行。在恒流模式下，心脏的灌注通过一个蠕动泵来实现，定期检查蠕动泵的流量，并调整到 3ml/min，适当的灌注对于成功的心肌细胞分离非常重要。

（2）Langendorff 系统干净、无污染的管道和腔室也是非常重要的因素，每次隔离后，确保彻底清洗 Langendorff 系统（见注意事项 6）。

（3）打开水浴加热 Langendorff 系统的套管，使循环灌注液保持在 37℃，同时定期检查灌注液的温度。

（4）将所有用于灌注的溶液充氧以维持足够的 O_2 供应，并防止心脏的缺氧状态（见注意事项 7）。

（5）向 Langendorff 装置中注入含氧的插管溶液，并避免任何气泡，以防止冠状动脉气栓阻塞。

（6）为了有效地将主动脉固定到套管上，需要选用大小合适的不锈钢套管（直径为 2mm 的套管适用于年轻大鼠实验和直径为 2.5 ～ 3.0mm 的套管适用于年龄偏大的大鼠实验）和适当的 5-0 外科丝线。

2. 心脏切除和插管

（1）准备插管设置（图 1-1），并在注射器中注入含肝素的插管溶液。清除注射器中的所有气泡，以防止空气进入冠状动脉。

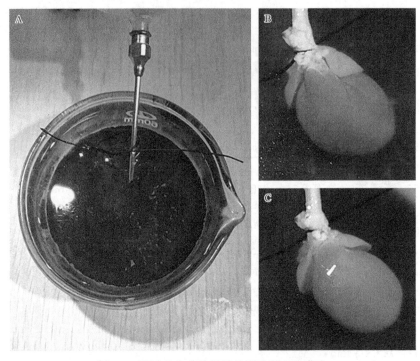

图 1-1 通过升主动脉插管技术进行心脏灌注

A. 套管最初从 Langendorff 装置上分离，并固定到注满套管溶液的注射器上。注射器安装在解剖显微镜的下方和烧杯的上方，烧杯内装有冰冷氧合的心脏停搏液；B. 将主动脉结扎到套管；C. 对注射器施加压力，用套管溶液填充冠状动脉，冲洗心脏血液，使冠状动脉变白。由于插管液中钙离子浓度较低，心脏应收缩无力，这有助于清除血液

（2）根据当地动物伦理机构批准的方案麻醉和处死大鼠。在我们的方案中，大鼠用异氟醚麻醉并脱颈处死。

（3）从中腹到横膈膜切开，用弯曲的锯齿状镊子夹住胸骨，双侧切开。反折胸腔露出心脏。将肝素溶液（1000U/ml）直接注入心脏（见注意事项 8），以防止切除心脏时血液凝固。

（4）小心地切除周围的非心脏组织，如肺和结缔组织。

（5）用细弯锯齿钳轻轻提起心脏，从胸腔取出心脏，放入含氧的低温心脏停搏液中，然后轻轻地按压，初步去除一些心脏血液。

（6）将心脏转移到装有含氧冰冷停搏液（见注意事项 9）的 100mm 培养皿中（图 1-1）。

（7）在确定主动脉和它的头颅分支（通常隐藏在胸腺后面）后，切断它第一个

分支下面的主动脉，迅速地将心脏滑到主动脉插管上。然后，用手术丝线做一个双结扎，以确保扎紧，并将插管液注入心脏（图 1-1）。

（8）将心脏转移到 Langendorff 系统（见注意事项 10）。

3. 心脏灌注和消化

（1）以 3ml/min 的速率向心脏灌注含氧的无钙溶液，以清除残余血液，当心脏停止跳动时，表明无钙溶液已经到达心脏。

（2）当无钙溶液到达心脏时，Langendorff 仪器的导管应放置在含氧的酶溶液中。4 分钟后，酶溶液可以到达心脏（见注意事项 11）。

（3）以 3ml/min 的速率向心脏灌注酶溶液，直到心脏出现肿胀、变软和变苍白（见注意事项 12，图 1-2）。当用镊子轻轻地按压时，心室会变形，心脏就像一个袋子一样悬着（图 1-2）。在从心脏表面提取的一滴溶液中，可以发现许多解离的细胞。心房可能比心室消化得快（约几分钟）。当它们变得松软、苍白且易于取出时，应将其取下（见注意事项 13）。

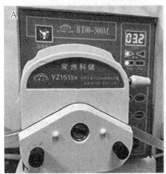
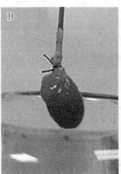
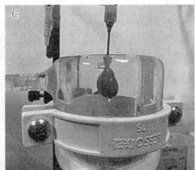
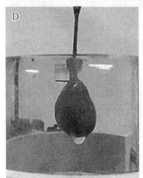
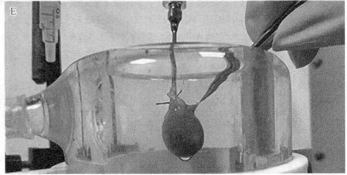

图 1-2 心脏的灌注和消化

A. Langendorff 装置蠕动泵；B. 将心脏连接到 Langendorff 系统，最初用插管溶液灌注，然后以 3ml/min 的速率用无钙插管液灌注 4min；C. 然后用酶溶液灌注心脏。在灌注酶溶液的过程中，灌注的心脏被浸泡在充满酶液的容器中，以实现心脏从内到外的有效消化；D. 当消化时，心室变得肿胀、柔软和苍白，心房看起来松弛、苍白、大；E. 偶尔用镊子或手指触诊心脏，观察消化过程

4. 心房肌细胞的制备

（1）取左心房和右心房，分别放入烧杯中，烧杯中加入 0.5ml 心房肌细胞停搏液，预热至 37℃。

（2）用两把细镊子轻轻地解剖心房组织（图1-3）。然后将烧杯和心房组织放在摇床上，以促进细胞分离。

（3）根据表1-2中的方案，每2分钟添加一次钙离子浓度增加的溶液，开始缓慢将钙离子浓度升高至正常生理浓度（见注意事项14）。

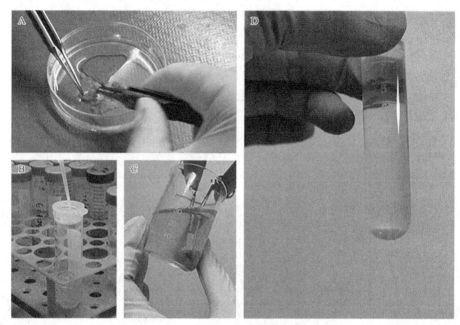

图1-3　心房和心室肌细胞的制备

A.切除心房后，将其转移到烧杯中，烧杯中含有心房肌细胞的停搏液（预热至37℃），用两个细镊子轻轻地解剖心房组织，以促进细胞分离。然后，将带有心房组织的烧杯放在摇床上轻柔而持续地振荡，逐步增加钙离子浓度，以达到生理钙离子浓度；B.通过300μm孔径的滤器过滤去除未消化组织；C.移除心室并将其转移到含有心室肌细胞停搏液（预热至37℃）的烧杯中，然后轻轻地切碎心室以释放心室肌细胞；D.细胞在重力作用下沉降。随后，细胞逐渐适应在室温时增加的钙离子浓度

（4）在钙离子浓度达到正常水平和调整心房肌细胞悬液细胞密度后，将心房肌细胞（图1-4）种在层粘连蛋白（laminin）涂层的盖玻片（或培养皿）上，并将细胞贴在盖玻片（或培养皿）底部约20分钟，就可以进行后续实验了。

（5）心室肌细胞的制备

1）将心室（见注意事项15）放入烧杯中，用约10ml心室肌细胞停搏液预热至37℃。

2）轻轻地切碎心室（图1-3，见注意事项16）。

3）通过300μm孔径的筛布过滤去除未消化组织（图1-3）。

4）让细胞在重力作用下（图1-3，见注意事项17）静置10分钟，轻轻吸出上清液。

表 1-2 心房肌细胞对生理钙浓度的适应机制

溶液	容量	最终钙离子浓度
心房肌细胞停搏液	500μl	0.2mmol/L
心室肌细胞停搏液	5×100μl	0.35mmol/L
钙离子溶液 1	4×100μl	0.675mmol/L
（1mmol/L Ca²⁺，室温）	3×200μl	
钙离子溶液 2	4×250μl	1.1mmol/L
（1.5mmol/L Ca²⁺，室温）	2×500μl	
停止摇动，等待 10 分钟，取出 2ml，再次开始摇动		
	4×500μl	1.3mmol/L
停止摇晃，取出剩余的组织，等待 10 分钟，如有必要，轻轻取出一些溶液以浓缩细胞悬液		

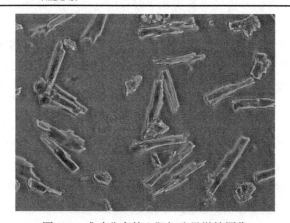

图 1-4 成功分离的心肌细胞显微镜图像

5）添加 5～10ml 的钙离子溶液 1（室温），不混合细胞悬液。使细胞适应钙离子溶液 1 约 10 分钟，然后轻轻吸出上清液。

6）添加 5～10ml 钙离子溶液 2（室温），并留出 10 分钟使细胞适应钙离子溶液 2。

7）分离的心室肌细胞（图 1-4，见注意事项 18）可在室温下储存，并在分离后 12 小时内用于实验。

8）在使用心室肌细胞前，用钙离子溶液 2 稀释调整细胞悬液浓度。心室肌细胞可以像心房肌细胞一样铺在层粘连蛋白（laminin）涂层的盖玻片（或培养皿）上（同上面的心房肌细胞分离步骤，见注意事项 19）。

四、注意事项

1. 不含胰岛素的基础分离台氏液可在冰箱中保存 2～3 周。在细胞分离日，加入胰岛素，从基础分离台氏液中新鲜制备所有溶液。对于单细胞分离，使用 500ml 基础分离台氏液（表 1-1）。除了使用胰岛素和葡萄糖，其他研究人员已经在分离台氏液中添加了其他物质（如氨基酸、脂肪酸、腺苷、丙酮酸、牛磺酸、维生素），以提高分离细胞的产量和存活率。不过，这些增加的潜在影响还不完全清楚。由于胰岛素和葡萄糖的联合使用取得了良好的效果，我们更倾向于使用这种简单有效的分离液。

2. 在无菌磷酸盐缓冲液（PBS）中制备 5kU/ml 肝素储备液，在冰箱中可储存数月。

3. 制备 100mmol/L EGTA 储备溶液（pH7.4），可使用 1 年。

4. 可以用 Liberase 酶替代 II 型胶原酶和 XIV 型蛋白酶对心脏进行酶消化。II 型胶原酶是胶原酶和其他蛋白酶（如 clostripain、caseinase）的粗制备物，具有不同的活性和相对较高的批次间变异性，而 Liberase 酶代表高纯度胶原酶和其他蛋白酶的明确组合，具有高活性和最小的批次间变异性。因此通常用于从小鼠心脏分离心肌细胞。一些研究者报道了用 Liberase 酶从大鼠心脏分离心肌细胞的改进结果（更高的细胞得率，更多的心肌细胞数量）。我们测试了 0.1mg/ml Liberase 酶和 0.15mg/ml 胰蛋白酶（10× 液体 2.5% 胰蛋白酶）分离大鼠心房和心室心肌细胞。在我们的实验中，Liberase 酶消化的结果与胶原酶消化的结果差别不大。II 型胶原酶制剂蛋白酶活性的逐批变异性越高，然而，当使用新的 II 型胶原酶分离心肌细胞时，可能需要调整浓度和消化时间。

5. BDM 可逆地抑制心肌收缩活动，保护心肌免受损伤。然而，由于 BDM 是一种化学物质，即非特异性磷酸酶，它可能对心肌细胞功能产生多种影响，包括钙离子稳态受损。因此，实验前应将 BDM 冲洗干净，最终的钙离子溶液 1 和 2 不含 BDM。

6. 要清洁 Langendorff 器械的导管，每次分离后立即用大量蒸馏水高速清洗，然后用 50% 乙醇低速清洗，以留出足够的时间对系统进行消毒，最后再次用大量的水隔离心肌细胞。不要忘记清洁腔室和水浴器皿。

7. 对于小鼠心肌细胞的分离，一些实验室建议所有灌注心脏的溶液应通过 0.2μm 无菌过滤器进行过滤。当心肌细胞用于细胞培养时，这当然是至关重要的，但当心肌细胞在分离后的几小时内用于实验时，这是否也很重要还不清楚。对于大鼠心肌细胞，我们发现通过 0.2μm 无菌过滤器的过滤对新分离细胞的质量没有影响。

8. 注射肝素对防止血液凝结很重要。分离过程也可以在不注射肝素的情况下进行，但在这种情况下，心脏切除和插管应该更快（< 2 分钟）。如果处死是通过断头来完成的，肝素应该直接注射到心脏，但是如果是通过颈椎脱臼（通常是在小鼠使用时）来完成的，在血液循环保持完整的情况下，肝素可以注射到肝脏而不是心脏，以防心脏可能受到伤害。注射时，准备 1ml 1000U/ml 肝素（从 5kU/ml 肝素储备溶液中），并重新计算需要注射的 1000U/ml 肝素的量，要记住 1kg 体重的大鼠需要 1000U 肝素。例如，对于 300g 体重的大鼠，需要注射 0.3ml 的 1000U/ml 肝素。

9. 停搏液用于心搏骤停。这种溶液中的高钾浓度防止心肌细胞收缩，从而减少细胞 ATP 的消耗。

10. 快速有效的心脏插管和移植到 Langendorff 系统对心肌细胞制剂的质量至关重要。在分离过程中，导管不应插入主动脉太深，因为这可能导致主动脉瓣叶的机械损伤，导致灌注效率低下和心脏消化不良。在插管过程中，大部分血液应该从心脏排出，如图 1-1B ~ C 所示。为了使插管更容易，建议使用解剖显微镜或放大镜。在将心脏转移到 Langendorff 装置时，应特别注意防止空气进入冠状动脉血管，因为这可能导致栓塞和微血管阻塞，对结果（即心肌细胞的质量和产量）产生不利影响。

从打开胸腔到心脏安装和灌注 Langendorff 系统的时间所占的总时间应尽可能短，以避免缺血缺氧引起的细胞损伤。我们建议时间少于 6 分钟，通常在 3 ~ 5 分钟内执行这些步骤。

11. 从心脏停止跳动到酶溶液到达心脏的时间（即在无钙溶液中的时间）不应超过 4 分钟，这是一个临界时间，在此时间之上，重新引入含钙溶液会导致心脏大量损伤，释放大量乳酸脱氢酶，一种称为"钙悖论"的现象。在无钙溶液中，心肌细胞表面糖萼被破坏，闰盘被分离。这导致肌膜钙离子通透性增加，导致细胞外钙离子浓度恢复后挛缩和细胞死亡。此外，暴露于无钙溶液后，细胞内钠离子水平升高，伴随着钙悖论的发展，当细胞外钙离子升高到正常水平时，有利于钙离子超载（由于激活了反向模式的钠钙交换）。因此，限制心脏暴露于无钙溶液中的时间对于减弱钙悖论和减少 EGTA 对膜的损伤至关重要（EGTA 本身能够将糖萼从肌膜脂双层中分离出来）。因此如有必要，应在此步骤中重新调整蠕动泵的转速，以达到此目的。

12. 消化的持续时间是不同的，可以持续 20 ~ 80 分钟。这取决于几个因素，包括酶活性（见注意事项 4）、年龄、性别和大鼠的品系或疾病模型（心脏重塑）。当我们使用 12 ~ 16 周龄健康威斯塔 - 京都（Wistar-Kyoto）雄性大鼠时，使用 II 型胶原酶和 XIV 型蛋白酶的典型消化时间在 20 ~ 40 分钟范围内。当使用表现出心脏重塑，特别是纤维化的老年大鼠或大鼠模型时，消化时间增加。例如，对于心脏肥大和纤维化程度高的老年（15 ~ 20 个月）自发性高血压大鼠，需要 40 ~ 80 分钟的消化时间。在整个 Langendorff 心脏灌注过程保持心脏温度在 37℃对于心脏的成功消化至关重要。通过使用水浴夹套管将循环酶溶液保持在 37℃，将灌注的心脏浸入充满酶溶液的水浴套器中。这样，心脏从内部和外部被更有效地消化（图 1-2B）。然而，为了成功消化心脏和获得高产量的活的分离心肌细胞，这些酶溶液应当在最低有效浓度下使用，以尽量减少关键表面残基水解造成细胞损伤的风险。

13. 心房消化良好的最好迹象是：你能轻易地用镊子把它们从心脏上拔下来，而不需要切开它们。

14. 为了恢复生理性细胞外钙离子浓度，应逐渐缓慢地增加钙离子浓度，使心房肌细胞恢复到正常的细胞内钙离子浓度，而不存在钙离子超载的危险。

15. 分离左心室和右心室可以分离左心室和右心室肌细胞。最简单的方法是首先切断右心室壁分离右心室肌细胞，然后用剩余的左心室壁（带室间隔）分离左心室肌细胞。

16. 为了促进心室肌细胞的释放，用不同大小的塑料巴斯德吸液管轻轻吸出组织块，人工切开开口（直径 7mm、5mm 和 3mm），直到大的心室组织块分散在细胞悬液中，从而分离心室组织。应避免剧烈搅拌，以防止机械应力和细胞损伤。

17. 同样，对于心房肌细胞，为了防止细胞损伤，细胞外钙离子浓度应逐步增加，使细胞达到正常的细胞内钙离子浓度，而不会导致钙离子超载。然而，心室肌细胞比心房肌细胞对钙离子适应的敏感性低。因此，需要较少的适应步骤。过滤步骤结束后，不要离心细胞悬浮液使细胞沉淀。让细胞在重力作用下自然沉淀，在钙离子适应过程中添加和移取液体要格外小心。不要试图吸出整个上清液，总是将溶液轻轻地添加到 Falcon 试管的壁上，而不是直接混合细胞悬液。

18. 分离后，具有明显横纹的健康心肌细胞可能立即静止或出现一些不规则收缩。低频自发活动随时间而消失，另一方面，濒死的细胞表现出持续的高频自发收缩，通常呈波浪状，最后发展为挛缩。死细胞可以被鉴定为圆形、颗粒状的碎片。用我们的方案可以获得完整存活心室肌细胞的平均产量约是 70%（50% ~ 90%）。这又取决于大鼠的年龄和心脏重塑的程度，因此消化更老和重塑严重的心脏（更多纤维化）通常会导致更低的产量。心室肌细胞通常在分离后 12 小时内保持良好状态，心房肌细胞在分离后 8 小时内保持良好状态。

19. 层粘连蛋白用于促进细胞与盖玻片的黏附。玻璃盖玻片或玻璃底培养皿应在室温下涂上 50μg/ml 层粘连蛋白（在钙离子溶液 2 或 PBS 中稀释）1 ~ 2 小时。孵育期结束后，取出剩余的层粘连蛋白，将细胞铺板，让细胞附着约 20 分钟，然后再装入荧光染料。

第二节　体外测量心肌收缩和 Ca^{2+} 瞬变

摘　　要

体外测量心肌细胞收缩和 Ca^{2+} 瞬变已经广泛用于评估不同基因对于心肌细胞的生理作用和鉴定治疗心力衰竭的潜在治疗靶点。IonOptix 系统可以在单个心肌细胞中同时收集肌小节运动和细胞内 Ca^{2+} 瞬变，在这里我们介绍如何分离心肌细胞和通过 IonOptix 系统分析心肌细胞 Ca^{2+} 瞬变和心肌细胞收缩的详细实验步骤。

一、引言

Ca^{2+} 瞬变在调节心肌细胞的收缩和舒张功能中起关键作用。许多离子通道、转运蛋白、细胞内 Ca^{2+} 瞬变相关蛋白维持着细胞内 Ca^{2+} 稳态，Ca^{2+} 稳态的失衡通常会导致严重的心肌细胞功能异常。因此，分析在生理和病理情况下的心肌细胞钙瞬变，可以极大地提高我们对心脏病的认识。由于缺乏合适的永生化心肌细胞系以及新生心肌细胞的显著局限，分离成年小鼠心肌细胞为研究心脏功能障碍提供了一个强大的支撑。

在本实验方案中，我们描述了一种用于分离成年鼠心肌细胞的快速且可重复的方法，并提供了有关如何使用 IonOptix 系统来获得各种心肌细胞收缩性和 Ca^{2+} 瞬变数据的详细说明。这些技术的使用有助于深入研究钙离子相关的信号通路和心脏病的病理生理机制。

二、实验材料

1.药物

（1）肝素钠：1000U/ml。

（2）氯胺酮 - 甲苯噻嗪混合物：氯胺酮和甲苯噻嗪，比例为 5 ：1。

2. 设备

（1）缝合线钳：长度 9cm，尖端尺寸：0.4mm×0.3mm，弯曲。

（2）特制的 Graefe 镊子：长度 10cm，尖端尺寸 0.5mm×0.5mm，直的。

（3）弹簧剪：长度 10cm，头端直径 0.2mm，刃口 8mm，直的。

（4）细剪刀：长度 10.5cm，刃 26mm，直的。

（5）4-0 外科缝合丝线。

（6）灌注套管。

（7）插管支架。

（8）细胞过滤器：尼龙，孔径 100μm。

3. 仪器

（1）解剖显微镜：变焦范围 1～8 倍。

（2）注射泵、培养皿、移液管、锥形管、盖玻片。

（3）Langendorff 系统。

（4）IonOptix 系统、IonWizard 软件。

4. 溶液

（1）Tyrode 缓冲液：125mmol/L NaCl，5mmol/L KCl，2mmol/L NaH_2PO_4，1.2mmol/L $MgSO_4$，5mmol/L 丙酮酸盐，11mmol/L 葡萄糖，5mmol/L 肌酸，5mmol/L 左旋肉碱，5mmol/L 牛磺酸，10mmol/L 2，3- 丁二酮肟（BDM），25mmol/L HEPES（pH 7.2）。

（2）酶溶液：B 型胶原酶 250U/ml，透明质酸酶 60U/ml，Tyrode 缓冲液。

（3）Ca^{2+} 缓冲液：1.2mmol/L $CaCl_2$，Tyrode 缓冲液。

（4）封闭液：5% 牛血清白蛋白，台氏缓冲液。

（5）包被溶液：5μg/ml Laminin，磷酸盐缓冲液。

（6）荧光钙探针 Fura-2 AM：1μmol/L Fura-2 AM，Ca^{2+} 缓冲液。

（7）PBS：137mmol/L NaCl，2.7mmol/L KCl，10mmol/L Na_2HPO_4，1.8mmol/L KH_2PO_4（pH 7.4）。

（8）培养基：0.1% 牛血清白蛋白，1×ITS（insulin-transferrin-selenium），10mmol/L BDM，1×CD lipid（chemically defined lipid concentrate），1× 青霉素 / 链霉素溶液，M199 培养基。

5. 动物　6～8 周龄雄性 C57BL/6J 小鼠。

三、实验方法

1. 分离培养心肌细胞

（1）将 150U 肝素钠腹腔注射入小鼠体内。

（2）通过腹膜内注射氯胺酮 - 甲苯噻嗪麻醉小鼠。几分钟后捏小鼠脚趾，无反应表明麻醉完全。

（3）用手术剪刀在剑突下打开腹腔，抬起剑突并打开胸部。切开下腔静脉后，将台氏缓冲液注入左心室顶端区域以清除腔室中的血液（见注意事项 1）。取出心包，用弯曲的镊子轻轻抬起心脏，确定主动脉弓，然后从主动脉根部切除心脏，将心脏放入冰冷的 PBS 中。

（4）用两个显微解剖镊子夹住主动脉，然后将其安装在 Langendorff 灌注套管上（图1-1）。使用手术缝合线将主动脉牢固地结扎到套管上（见注意事项 2，3）。

（5）将接上套管的心脏转移到 Langendorff 灌流系统上。检查管道系统，确保灌注系统中没有气泡（见注意事项 4）。

（6）用台氏缓冲液以 3 ml/min 的速率灌流 5 分钟，将台氏缓冲液更换至酶液并灌注 20 分钟（见注意事项 5）。

（7）用钳子抓住主动脉，将消化后的心脏移植到盛满新鲜封闭液的培养皿中，切除心房、右心室和房室交界区，只留下左心室（见注意事项 6）。

（8）用细剪刀和钳子将左心室切成碎块（小于 10mm），用无菌的 5ml 移液管轻轻地将细胞悬液上下混匀，以充分分离组织细胞。

（9）用 100μm 尼龙滤网过滤细胞悬液，滤入 15ml 锥形管。以 50g 离心 60 秒，丢弃上清液（见注意事项 7）。

（10）将细胞沉淀重新悬浮在培养基中，并将细胞悬液置于含有层粘连蛋白（laminin）涂层包被的载玻片的培养皿中，在 37℃和 2%CO_2 条件下孵育 60 分钟，使细胞黏附于培养皿上。

（11）更换培养皿中的培养基，根据不同的实验条件，心肌细胞最多可培养 72 小时（图1-4）。

2. 通过 IonOptix 系统同时测定细胞内 Ca^{2+} 瞬变和心肌细胞收缩

（1）用 Ca^{2+} 缓冲液灌注 IonOptix 系统的循环系统，在整个实验过程中系统温度保持在 37℃。

（2）将心肌细胞与 Fura-2 AM（1μmol/L）孵育 10 分钟（见注意事项 8）。

（3）将黏附有心肌细胞的盖玻片装入灌注室并固定。

（4）开始用 Ca^{2+} 缓冲液灌注（1.5ml/min），对心肌细胞进行 1Hz 电场刺激，持续 5 分钟。

（5）使用 40 倍物镜选择形态良好而健康的心肌细胞（棒状、尖锐的边缘、清晰的横纹和无自发收缩）进行记录。

（6）将选定的心肌细胞置于视野中央，调整显微镜的焦距，直到清晰可见肌节条纹。

（7）为了测量心肌细胞的收缩／舒张，IonOptix 系统提供了两个记录选项（见注意事项 9）：肌小节长度记录选项；细胞长度记录选项。

（8）记录电场刺激下肌小节／细胞长度（15～20 次稳定收缩）的变化。由于 IonOptix 系统可同时测量心肌细胞肌小节／细胞长度的变化和 Fura-2 AM 荧光标记的 Ca^{2+} 水平（激发光波长为 360/380nm，发射光波长为 510nm），因此无需额外设置即可获得 Ca^{2+} 瞬变信息。

3. 心肌收缩和 Ca^{2+} 瞬变分析 一旦获得 Ca^{2+} 瞬变和心肌收缩轨迹，就可按照以下说明使用 IonWizard 软件分析数据。

（1）从"Operation"下拉菜单中选择"Average Events"，创建和合成 10～20 条

轨迹的平均值。

（2）从原始数据中排除任何异常轨迹。

（3）单击轨迹分析按钮（M Tran）以分析平均轨迹。

（4）通过多种方式分析心肌细胞收缩性：对于收缩功能，可以评估缩短分数或收缩速度。舒张功能可以通过计算达到50%松弛的时间和松弛速度来分析。

（5）分析 Ca^{2+} 瞬变：Ca^{2+} 瞬变基线水平，Ca^{2+} 瞬变幅度和 Ca^{2+} 瞬变衰减常数（tau）等参数可以通过软件分析进行不同组别之间的比较。

四、注意事项

1. 将台氏缓冲液注入左心室心尖区域，可通过减少冠状动脉内血液凝结来改善心脏组织的酶消化。

2. 在该实验方案中，强烈推荐水平插管，因为它相较传统的（垂直针插入）插管方法具有多个优点。首先，可以在解剖显微镜下执行水平插管过程，这使得主动脉易于观察，从而改善了在灌注插管上的安装。其次，可以将插管时间缩短至1分钟，从而增加健康心肌细胞的产量。此外，水平插管有利于检查插管情况，并方便纠正，可以通过在套管中灌注台氏缓冲液的方法来测试套管的状况。

3. 为了给小鼠心脏插管，可采用聚乙烯管（内径0.50mm，外径0.90mm），管子的远端通过高温打磨圆钝。

4. 重要的是要确保针的末端位于升主动脉中，但不要穿过主动脉瓣进入左心室。

5. 随着时间变化，心脏应呈鲜红色，如果心脏的颜色变浅，应停止灌注，因为这意味着心肌细胞已经开始死亡。

6. 要注意心肌细胞的细胞形态和功能特性因心脏部位而异。因此，在用镊子将心脏组织分离之前，可以将心脏不同腔室分离到不同容器中，以便根据需要分离特定腔室的心肌细胞。

7. 上清液包含非心肌细胞和心脏成纤维细胞。要培养原代心脏成纤维细胞，将上清液以500g离心10分钟，然后丢弃上清液。将细胞沉淀重悬在5%血清培养基中，并将悬浮液铺在细胞培养皿中（无须层粘连蛋白包被）。在含有 $5\%CO_2$ 的细胞培养箱中于37℃孵育2小时后，应在培养皿上黏附有健康的成纤维细胞。

8. Fura-2 AM 对光敏感。所有加样过程和实验应当避光进行。

9. IonOptix系统提供两种测量对比度的方法：第一种基于测量总心肌细胞长度的变化，第二种基于肌小节长度的变化。心肌细胞的总长度测量结果追踪了两个远端边缘的运动。在一些研究报道中，舒张期心肌细胞全长的增加被作为心肌肥大的指标之一。但是，来自心脏不同区室（例如，心房与心室）的心肌细胞的长度差异很大。因此，不建议使用心肌细胞长度作为反映心肌肥大的指标。另一种测量收缩的方法是基于跟踪肌小节长度的变化。健康心肌的舒张期平均肌小节长度为1.8μm。如果心肌细胞分离不成功且细胞活力低下，则会导致舒张期细胞内 Ca^{2+} 升高，这将导致肌小节长度缩短（小于1.5μm）。因此，常规监测肌小节长度有助于保证 Ca^{2+} 瞬变和收缩性测量实验中的一致性。

第三节　猪心肌梗死模型：导管介入法

摘　要

在心肌梗死（myocardial infarction，MI）治疗及随后的心力衰竭治疗方面，人们已取得很大的突破，但美国心脏协会（American Heart Association）最近的统计数据表明，上述两者的治疗仍有改进的空间。大型动物心肌梗死模型可以为我们开发、测试新的治疗方法提供类似人体的条件，因此该模型对心肌梗死治疗的新方法的开发以及后者在临床中的应用非常重要。本章将详细描述猪的心肌梗死模型的建立方案。该模型有生存率高（譬如，缺血再灌注后的存活率高达 90%）、可根据冠状动脉阻塞部位调整心肌梗死大小、模拟的心功能不全可重复性好和侵入性相对较小等优点。本文详细介绍缺血再灌注损伤的短暂性冠状动脉闭塞方法和使用血栓注射或栓塞线圈植入的永久性闭塞方法。此外，我们描述了解读、实施和分析猪心血管造影和超声心动图所需要的关键步骤。

一、引言

心力衰竭（heart failure，HF）简称心衰，是一种临床综合征，由多种原因引起。根据美国心脏协会最新的数据显示，美国成人心衰患者从 2009～2012 年的 570 万增加到 2011～2014 年的 650 万，预计到 2030 年，心衰患者的数量将进一步上升。心力衰竭患病率的增加，一方面与人口老龄化密切相关，另一方面与急性缺血性心脏病的较好预后有关。随着对急性心肌梗死患者的治疗方法的逐步改进，心肌梗死后的生存率越来越高，发展为慢性心衰的风险也随之增加。因此，缺血性心脏病仍然是临床心衰最常见的病因之一。目前临床上可用的治疗方法虽然能减缓心衰的进展，但迫切需要新的治疗方法来保护或修复心脏，使其免受心脏缺血相关病理性心脏重构的进行性有害过程的影响，动物模型对这一目标的实现至关重要。通过心衰动物模型，我们能发现新的病理机制和新的潜在治疗靶点。一旦有希望的治疗方法被发现，在将其应用于心衰患者之前，利用大型动物模型进行实验、评估是必不可少的。此外，大动物心衰模型还可以用于测试适合临床应用的成像模式和临床尺寸的设备。

在本节中，我们将详细描述使用导管的方法创建猪心肌梗死模型的具体步骤。这种闭合性心肌梗死模型的优点包括：存活率高（缺血再灌注后的存活率＞90%），心肌梗死大小可根据冠状动脉闭塞部位调整，模拟的心功能不全可重复性好，以及侵入性相对小。避免开胸手术可以更容易地进入心脏，对心脏的创伤更少，而且能防止手术相关的粘连和炎症。我们将具体介绍开展和分析猪心血管造影、干预及超声心动图所需要的关键步骤。

二、实验材料

1. 设备和动物

（1）猪（见注意事项 1）。

（2）适用于大型动物的兽用麻醉呼吸机、供氧设备。

（3）用于持续输注液体和麻醉剂的注射泵。

（4）生命监护仪：心电图（ECG）、心电图电极、导电凝胶、脉搏血氧计、血压计和压力传感器、胶带。

（5）心脏除颤器。

（6）标准导尿包：注射器，针头，纱布，碗。

（7）6 Fr 或更大的鞘管。

（8）6 Fr 或更大的导管（见注意事项 2）。

（9）0.035 英寸导丝。

（10）0.014 英寸导丝。

（11）冠状动脉阻塞球囊（见注意事项 3）。

（12）血管造影设备。

（13）连接导管。

（14）Y 形连接器。

（15）栓塞线圈。

（16）消毒剂。

（17）加热垫。

（18）保温 / 加热毯。

（19）C 臂机。

（20）心脏超声仪、超声波凝胶。

2. 药品

（1）替拉唑（替拉他敏 / 唑拉西泮）。

（2）丁丙诺啡。

（3）丙泊酚。

（4）抗生素：头孢唑林。

（5）阿托品。

（6）胺碘酮。

（7）呋喃苯胺酸。

（8）硝酸甘油、呋塞米。

（9）肝素。

（10）鱼精蛋白。

（11）利多卡因、肾上腺素、β 受体阻滞剂。

（12）镁。

（13）心肌梗死前输液：0.9% 氯化钠溶液 1000ml，胺碘酮 3mg/kg，乙酸钾 20mmol/L，阿托品 0.1mg/kg（见注意事项 4）。

（14）心肌梗死后输液：0.9% 氯化钠溶液 500ml，胺碘酮 3mg/kg，乙酸钾 20mmol/L。

三、实验方法

1. 准备和麻醉

（1）动物禁食一夜，不限制饮水。

（2）肌内注射 6.0mg/kg 替拉唑（替拉他敏/唑拉西泮）诱导麻醉，服用止痛药（例如，丁丙诺啡 0.03mg/kg）。高剂量丁丙诺啡 8～12 小时有效。

（3）将动物转移到准备区并吸氧。

（4）连续监测外周血氧饱和度和心率（脉搏）。

（5）给猪插管并建立外周静脉通道。

（6）把气管导管接到呼吸机上。将腿部的近端进行脱毛处理，以便放置心电图电极，在电极上涂上凝胶，并用胶带将电极粘在腿上，这对于冠状动脉球囊阻塞期间心律失常的检测非常重要。

（7）给予肌内预防性抗生素注射（例如，头孢唑啉 25mg/kg）。

（8）将动物转移到手术室，连上呼吸机，为防止肺损伤，气管内压力不应低于 20mmHg。建议通过测量呼吸末 CO_2 的方法来调节潮气量和通气量。

（9）使用丙泊酚维持麻醉（见注意事项 5）。术中应将加热垫置于动物身下以保持体温。

（10）整个过程中应进行脉搏血氧饱和度测量、心电图、心率和血压监测。

（11）从隔夜空腹开始静脉内 0.9% 氯化钠溶液输注（5～10ml/kg）来纠正脱水（见注意事项 6）。

2. 利用超声心动图进行心脏功能基线评估　心肌梗死前超声心动图检查是筛选心脏异常和评估心肌梗死影响的好方法。与人类相比，主要由于站立姿势的不同，猪的胸腔在前后方向上更为"椭圆"。此外，与人类相比，猪的心尖更靠近中间的位置。对动物进行禁食和避免过多的潮气量对获得良好的心脏图像十分重要。

（1）将动物置于右侧卧位（左侧向上），取适量超声波凝胶涂于胸部（见注意事项 7 和 8）。

（2）对于心尖四腔切面，将探头置于胸骨下，可以显示心尖四腔视图。对于心尖三腔视图，将探头旋转约 90°，并稍微倾斜侧面。采集并保存图像以便于进一步的离线分析，在二尖瓣和主动脉瓣上可采用彩色多普勒检查血液反流情况。

（3）为了评估舒张功能，使用脉冲波（PW）多普勒检测左心室二尖瓣尖端。在左室舒张期（窦性心律）可检测到以下流速：E 峰代表心室早期被动充盈；A 峰发生于舒张末期，代表心房收缩。

（4）利用彩色多普勒可以对主动脉瓣和二尖瓣的功能和血流速度进行评估，采用 PW 和连续波多普勒亦可以对其评估。为了评估跨瓣血流，可以通过 PW 多普勒谱来计算速度-时间积分（VTI）。

（5）为了获得胸骨旁视图，将猪左侧卧位，使其右侧向上。将探头置于第 3 至第 4 肋间隙，通过胸骨旁视图可以测量左心室流出道直径、左心房直径、标准 M 型模式左心室测量和短轴图像。

（6）为了获得胸骨旁短轴视图，从纵向视图顺时针旋转传感器 90° 并向上倾斜。

如果图像欠佳，请尝试其他肋间隙，在心尖、乳头肌和基底水平获取左心室图像。

3. 心肌梗死的诱导

（1）完成超声心动图检查后，给予心肌梗死前灌注液（300ml/h），在心肌梗死诱导前静脉给药胺碘酮 1 ～ 3mg/kg 和阿托品 0.1mg/kg。

（2）将猪背面朝上，把腿绑在桌子上，在穿刺前，将后腿紧紧拉向尾外侧，以拉伸血管，防止血管从穿刺针中脱离。

（3）清洁和消毒腹股沟区域、并涂抹超声凝胶，将血管超声探头放置在计划穿刺点附近的皮肤上（见注意事项 9，10）。

（4）在超声引导下，推进针头。根据超声图像校正针头位置。使用改良的塞尔丁格（Seldinger）技术进行动脉穿刺。针头以 45° 角进入皮肤，并在拉回过程中使其倾斜。请确保在进入导线之前有良好的脉动血流。

（5）输入 J-Tip 导丝（见注意事项 11）。

（6）将穿刺针更换到动脉血管鞘。在插入鞘管之前，在皮肤上开一个足够大的切口，使鞘管能够很容易地穿过皮肤层（见注意事项 12）。

（7）抽血进行进一步分析或血栓注射（详见下文本部分的步骤 20）。如有必要，静脉注射肝素（200 ～ 300IU/kg）。活化凝血时间为 > 250 秒。

（8）缝合一小段以固定鞘，可以防止冠状动脉球囊阻塞时发生心律失常过程中引起鞘管脱落。

（9）松开紧紧拴住后腿的绳子。

（10）右侧冠状动脉造影：用 0.035 英寸导丝将 4Fr 或 5Fr 冠状动脉导管插入升主动脉（见注意事项 13），将导管内的导丝向后拉 5 ～ 10cm，逆时针旋转导管使其与右侧冠状动脉连接（见注意事项 14）。

（11）一旦导管连接到冠状动脉，将导线取出并连接到注射管。排出导管内的空气并检查压力（见注意事项 15，16）。在冠状动脉造影时缓慢注射造影剂。采取血管造影显影，以获得不同视图的右侧冠状动脉的清晰图像（见注意事项 17）。

（12）左冠状动脉造影：拔出导管，换上用于左冠状动脉造影的导管。曲棍（Hockey-stick）导管和长尖（JR）导管可用于左、右冠状动脉造影。用 0.035 英寸导丝将导管引至升主动脉，取出导丝。将导管与总管连接并冲洗。如果压力波不正常，检查压力波并调整位置（见注意事项 15）。顺时针旋转并将导管与左冠状动脉口连接。采用血管造影显影，以获得清晰的不同视角的左冠状动脉图像（见注意事项 18）。

（13）一旦获取血管造影参照图像，立即评估目标冠状动脉的大小和准备冠状动脉球囊以堵塞血管。球囊尺寸为目标冠状动脉的 1.2 ～ 1.5 倍较为合适（见注意事项 19）。

（14）将导管系统调至 6Fr 或 7Fr 开始诱导心肌梗死。用 0.035 英寸导线引导导管。重复该部分的步骤 12。

（15）一旦导管与左冠状动脉连接，将 0.014 英寸的导线插入球囊，将球囊推进至导管顶端，先推进 0.014 英寸的导线，然后在握住导线的同时将球囊推进（见注意事项 20）。

（16）拍摄图像以确认球囊的位置。由于球囊也沿纵向膨胀，其可以阻塞紧邻近端标记的侧分支。将其放置在不应阻塞的分支末端至少 1 个标记处（见注意事项 21）。

（17）使球囊充气（3～6 个标准大气压）到需要的位置。采取血管造影，以确定完全闭塞。在心肌梗死期间，将导管拉回，使其与左冠状动脉口脱离，同时推动球囊导管防止其被拉扯（见注意事项 22）。冲洗导管进行压力监测。

（18）持续监测心电图和血压，可以考虑减少丙泊酚（见注意事项 23）。在给予球囊充气后，要随时准备使用外部除颤器，一旦猪出现致命的心律失常就需要立即使用（见注意事项 24，25）。

（19）对于缺血再灌注损伤模型：在预定的堵塞时间后，将球囊放气，实现血流再灌注（见注意事项 26）。

（20）对于永久性闭塞：可通过球囊腔注射血栓或再灌注后植入栓塞线圈。①对于血栓注射，在注射肝素前应抽取血样，并保存在玻璃管中。取 1cm³ 血栓，与 3ml 造影剂混合。使用三通连接器，通过在注射器之间严格地来回推动混合物，将血栓压成小颗粒。在再灌注前向冠状动脉管腔内注射 1ml 这种混合物（见注意事项 27）。3 分钟后慢慢放气，检查冠状动脉血流。②对于栓塞线圈植入，将球囊放气并取出系统。使用 4Fr 冠状动脉导管，并按该部分步骤 12 所述的方法连接左冠状动脉。将 0.014 英寸的导线插入导管，并将其推进到已堵塞的动脉处。将导线深深插入目标动脉后，握住导线，轻轻旋转推入 4Fr 冠状动脉导管。将导管推进球囊闭塞部位的远端。取出导线，将栓塞线圈插入导管。推动线圈与 0.035 英寸的导线插入冠状动脉。一旦线圈植入，移除导管，必要时进行血管造影（见注意事项 28）。

（21）动物血流动力学稳定后，可以考虑拔除鞘（见注意事项 29）。

（22）在连续监测下复苏动物，使用热毯保持温度，使用呋塞米 2.5mg/kg 和硝酸甘油 0.2mg/kg 预防急性充血性心力衰竭，给予术后镇痛药（例如丁丙诺啡 0.03mg/kg），保持动物吸入充足的氧气（见注意事项 30）。

（23）拔管后，给心肌梗死后液体（20ml/h）至少 8 小时。

（24）每天检查动物的健康状况，大部分死亡发生在心肌梗死后 24 小时内，心肌梗死 48 小时的病死率非常低。在本研究方法中，缺血再灌注模型的存活率超过 90%。在永久性闭塞模型中，猪的病死率与心律失常相关。在心肌梗死后会出现室性心动过速。因此，如果猪出现任何症状，应检查心电图（见注意事项 31）。

四、注意事项

1. 本方案能够通过 6Fr 鞘和使用 5 或 6Fr 系统对体重超过 9kg 的动物进行导管插入，然而心肌梗死诱导后的存活率可能较低。关于猪的品种，迷你猪对心肌梗死的耐受性不如约克夏猪。因此，在小型猪中诱发心肌梗死面积较小。虽然本方案没有在其他物种上做过，但本方案也适用于绵羊。众所周知，犬的冠状动脉之间有天生的血管旁路，因此通过经皮途径诱发可重复性的心肌梗死具有挑战性。

2. 冠状动脉球囊可以通过 4～5 个 Fr 导管插入，但当球囊导管与引导导管固定太紧时，很难通过导管持续监测压力。最佳导管型号取决于动物的大小、进入部位、猪的解剖结构和操作者的偏好。在 20～30kg 猪上，经常使用 Hockey-stick 导管经股动脉介入。对于有独特冠状动脉解剖结构的猪，实验室应提供不同类型的导管。

3. 冠状动脉球囊的大小取决于冠状动脉的大小和闭塞部位，因此应该根据不同的情况选择。近端冠状动脉前降支（LAD）和冠状动脉左回旋支（LCX）闭塞采用3.5～4.0mm短球囊（8mm），中端LAD闭塞采用3.0～3.5mm短球囊。

4. 预防心肌梗死期间和之后的低钾对减少心律失常很重要。

5. 根据我们的经验，丙泊酚10mg/（kg·h）对约克夏猪的镇静作用是必要和有效的。患病动物应减少药物剂量。

6. 心肌梗死期间的低血容量状态会导致低血压。在诱发心肌梗死之前，静脉内给予足够的液体非常重要的。

7. 实验开始后，应等待动物生命体征稳定。为了获得有效且可重复的结果，猪不应该出现心动过速。

8. 与人相比，猪的胸部更呈椭圆形，这会使获取清晰的图像成为一个挑战。猪的位置对于获得好的图像至关重要，通过把四条腿和头彼此靠近，让猪的脊柱更"弯曲"，利用短时间（＜5秒）屏气优化图像采集。

9. 股动脉在股管中运行，股管位于缝匠肌和股薄肌之间。股管内有神经、静脉和动脉。动脉位于管的外侧。动脉、神经、静脉之间的关系可以通过"VAN"（静脉、动脉、神经）来轻松记住。由于猪的股动脉脉搏触诊非常困难，解剖标志对其定位很重要。超声引导股动脉穿刺是最佳选择。

10. 根据位置的不同，静脉可以位于动脉的内侧或下方（更近端），且动脉壁比静脉壁厚。当使用血管超声探头加压时，静脉很容易被压扁。应用彩色多普勒有助于鉴别血管。

11. 切勿在有阻力时送入导丝和鞘管。若在推导丝时遇到阻力，应拔出针头和导丝，以防止大血管的剥离，并以手压止血。金属丝很容易切断动脉，导致血管闭塞。

12. 猪股动脉穿刺相关并发症

（1）股动脉夹层：如已置入鞘，应留待手术结束后，以防止球囊闭塞术中出血。肝素可以导致出血，即使在鞘管拔出后停止使用。在股动脉夹层病例中，大多数猪没有症状，但也有一些出现症状。每天检查猪的术后状态，并相应调整用药。

（2）血栓形成完全闭塞：动脉穿刺多次失败可导致完全血栓闭塞。随着时间的推移，这个问题可能会解决，但对另一侧的穿刺应该由经验丰富的操作员进行，或者进行切割以保证动脉通道的安全。

13. 为防止血管并发症，应先用金属丝代替导管。也可以跳过这个诊断性的血管造影，但是获得左、右冠状动脉的参考冠状动脉造影可以提高对梗死面积的估计。

14. 从股动脉介入，JR或Hockey-stick导管可轻松定位右冠状动脉：逆时针旋转导管。因为作为导管的核心，0.035导丝被保留在导管内，便于导管操作。猪的右冠状动脉的位置比人类稍高（离心脏较远）。

15. 从拔除导线到测试注射是一组操作方法，必须在更换导管后进行。确保在注射前通过目视将空气从系统中排出。如果压力波不正常，不要注射任何东西。如果出现类似情况，首先确定问题所在。在大多数病例中，原因有以下几种：①导管楔入一个小分支；②导管扭结；③导管或导管内有空气或血栓；④管/导管/连接管处连接松动。

16. 对于右冠状动脉，导管可能因为冠状动脉内插入过深，而楔入窦房结支。在这种情况下，慢慢顺时针和轻微拉回导管。空气注射可导致栓塞性梗死。如果出现空气注射，多次给冠状动脉快速注射生理盐水，这将在许多情况下溶解空气。

17. 猪的右冠状动脉通常很小，而头位造影提供的信息很少。右前斜位（RAO）90°和左前斜位（LAO）30°（或 AP 视图）将提供足够的信息。

18. 根据计划的血管堵塞的位置，最佳视图会有所不同。使用 RAO 90° 可以很好地分离左冠状动脉和回旋动脉的近端，即左主分叉（近端 LAD 和 LCX）。相比之下，LAO 30° 可用于观察 LAD 的中部至远端。应检查不同的角度，直到操作员了解冠状动脉循环，尤其是对于目标血管。我们对 20 ～ 40kg 的猪使用曲棍球棒导管，但也可以使用其他导管。使用安普拉茨（Amplatz）型导管冠状动脉夹层的发生率较高，因此对于猪使用的 Amplatz 型导管，应选择非常柔软的尖端导管。

19. 球囊太大可能导致冠状动脉夹层和慢性完全闭塞。相比之下，小的球囊可能不会完全阻塞动脉，可以减少梗死面积。

20. 对于 LAD，顺时针旋转导管；对于 LCX，稍微逆时针旋转。过度旋转导管会使导管脱离。时刻监控压力。导线要插深，便于球囊的插入，而且心肌梗死时系统位置要稳定。

21. 充气前精确放置球囊对可重复性地诱导心肌梗死至关重要，反复地通气—放气可导致心脏预适应和梗死面积明显减少。

22. 这将防止无阻塞冠状动脉的血流阻塞。

23. 当心功能下降时，药物的代谢明显降低。因此，持续 10mg/（kg·h）的丙泊酚有时会导致苏醒延迟。

24. 严重的低血压可导致更多的心律失常事件。尽量保持收缩压＞60mmHg。肾上腺素通常会导致心律失常，建议注射小剂量肾上腺素。

25. 快速恢复窦性节律是成功诱导模型的关键。重复除颤，直到转换成功。在充电过程中，应进行胸部按压以维持全身（包括心脏）灌注。压力监测对评价胸压疗效有重要意义。对猪的按压，应该通过挤压胸部两侧来实现。如果心律失常无法控制，可以考虑使用胺碘酮、利多卡因和镁制剂。在这些情况下，应检查球囊的位置，以确定是否有气球脱位。即使发生非常频繁的心律失常，在大多数情况下，猪在 35 分钟后心律会稳定。β 受体阻滞剂可以减少心律失常的数量，但在这种情况下，最终的梗死面积也将缩小。

26. 根据我们的经验，重复性好的梗死诱导模型至少需要闭塞 90 分钟。随着闭塞时间的缩短，我们发现有些猪的梗死面积很小（较少发生透壁性心肌梗死），而其他猪的梗死几乎是半透壁的。延长阻塞时间会导致梗死的透壁性增加。然而，再灌注后，即使闭塞 120 分钟，通常也会在心内膜和心外膜中发现一层薄薄的存活心肌。

27. 这种方法可在慢性期以开放的冠状动脉诱导透壁梗死。需要通过球囊腔注射以防止血栓回流到非靶分支或体循环。

28. 只要线圈被正确地放置在冠状动脉内，剩余的血流就会因血栓的形成而减少。确保线圈放置在闭塞点的远端。将线圈放置在球囊闭塞部位的近端会引起额外的梗死，并可能在恢复期间和恢复后发生心律失常。出于同样的原因，不建议在没有进行过球囊闭塞的情况下植入栓塞线圈，因为在没有足够的监测下可能发生心律失常。

29. 鱼精蛋白可用于止血，当猪出现频繁的心律失常时，不要拔除鞘管。

30. 缺氧会增加心律失常的发生率。

31. 梗死的主动愈合持续 4～6 周，当放置栓塞线圈时，愈合需要更长的时间。

第四节　小鼠心肌缺血模型

摘　　要

暂时或永久性左冠状动脉（left coronary artery，LCA）结扎是目前使用最为广泛的心力衰竭模型。本章节阐述了 LCA 结扎过程中的主要步骤及所需的实验材料，主要包括在小鼠心肌梗死（myocardial infarction，MI）或缺血再灌注（ischemia reperfusion，I/R）损伤（30 分钟 /24 小时）后，利用三苯基氯化四氮唑（TTC）染色分别计算心肌危险区和心肌梗死（MI）面积。我们讨论了 LCA 结扎前后的注意事项及结扎细节。本章节的目的是通过详细阐述 LCA 结扎操作过程，为手术操作提供参考。

一、引言

动物模型在研究致病机制、治疗方法和心血管疾病的药物发展历程中发挥着至关重要的作用。啮齿类动物模型（主要是大鼠和小鼠）广泛用于基础生物医学科学研究中，并被证明是非常可靠的。冠状动脉左前降支结扎术构建的心肌梗死（MI）模型是啮齿动物、犬类、绵羊等动物中最常见的诱发心力衰竭的方法。大动物的 LCA 可以借助体内血管造影技术确定闭塞的位置并且可以在一定程度上控制梗死的范围。相比较而言，由于小动物的心脏太小，几乎 50% 的操作者都是在盲视野下完成的。目前，啮齿类动物的心力衰竭程度很难做到一致，这一点已经得到公认，但是由于该动物模型的简单性和低成本使其仍然值得深入研究，从而建立更加完善、可靠的心血管疾病模型。

本方案将详细描述 LCA 结扎的关键性步骤并提供了建立可靠、可重复的心肌梗死模型的要领。

二、实验材料

1. C57BL/6J 野生型（WT）雄性小鼠，体重 25～30g（见注意事项 2）。

2. 麻醉药：1% 的戊巴比妥钠溶液，称取 0.5g 戊巴比妥钠粉末溶解于 50ml PBS 中。

3. 呼吸机：小型动物呼吸机。参数调节：小鼠 3ml/min，呼吸频率 110 次 / 分（图 1-5A）。

4. 插管：小鼠使用的 20G 导管。

5. 手术显微镜（图 1-5B）。

6. 手术显微器械（图 1-5C）（剪刀、持针钳、直镊、拉钩）。

7. 外科缝合丝线：4-0 用于皮肤缝合；6-0 用于胸部缝合；8-0 用于冠状动脉左前降支结扎（图 1-5C）。

8. 加热垫，温度维持 37℃。

9. 三苯基氯化四氮唑（TTC）溶液：5～15ml 的 1.5%TTC 溶于 PBS 中。

10. 4% 多聚甲醛。

11. 伊文思蓝。

12. 胶带、碘伏消毒液、75% 医用乙醇、抗生素、肝素、注射器。

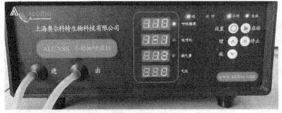
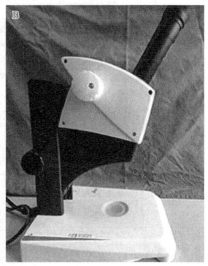
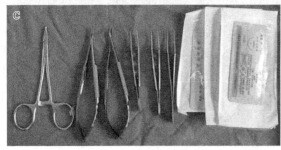

图 1-5　啮齿动物 LCA 结扎的关键器械

A. 呼吸机；B. 解剖显微镜；C. 显微器械及结扎缝合线

三、实验方法

1. 小鼠永久性冠状动脉左前降支结扎术

（1）使用 1% 戊巴比妥钠麻醉动物。将戊巴比妥钠粉末配制成 1% 戊巴比妥钠液，通过腹腔注射方式以 100mg/kg 剂量对小鼠进行麻醉（见注意事项 3、4）。

（2）麻醉后，小鼠左侧胸部心前区脱毛备皮。

（3）呼吸机通气。小鼠气管插管成功后，连上呼吸机，用胶带将小鼠的右后爪固定在桌面上，然后将左后爪绑在右后爪上，轻微扭动身体使得左侧胸部朝上，碘伏消毒液和 75% 医用乙醇清洁皮肤（见注意事项 5、6）。

（4）在第 4 肋间隙打开左胸，并轻轻打开心包腔。

（5）在 LCA 中段位置使用 8-0 丝线结扎。通过观察心尖部位颜色的变化来验证 LCA 结扎是否成功（见注意事项 8、9）。

（6）用 6-0 外科丝线缝合肋骨关闭胸腔，4-0 外科丝线缝合皮肤（图 1-6）。

（7）术后观察。拔除呼吸机，小鼠恢复自主呼吸，放置于有加热垫的笼子中

（37℃）逐渐恢复意识（见注意事项 7）。若担心因感染而出现死亡风险时，则需要予以抗生素治疗。将动物饲养在无特定病原体级动物房中。

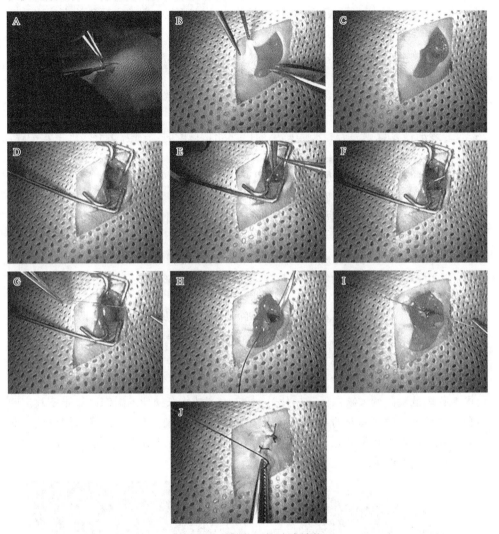

图 1-6　小鼠左冠状动脉结扎

A. 沿胸骨正中剪开外皮；B. 钝性分离肌肉层；C. 沿第 4 肋间打开胸腔；D. 撑开器撑开肋骨；E. 轻轻地撕开心包膜；F. 在左冠状动脉前降支位置结扎；G. 左冠状动脉前降支结扎梗死；H. 缝合肋骨，关闭胸腔；I. 缝合肌肉层；J. 缝合外皮

2. 缺血再灌注损伤　暂时性小鼠左冠状动脉前降支结扎术。

（1）使用 1% 戊巴比妥钠麻醉动物。将戊巴比妥钠粉末配制成 1% 戊巴比妥钠液，通过腹腔注射方式以 100mg/kg 剂量对小鼠进行麻醉。

（2）麻醉后，小鼠左侧胸部心前区脱毛备皮。

（3）呼吸机通气。小鼠气管插管成功后，连上呼吸机，用胶带将小鼠的右后爪固定在桌面上，然后将左后爪绑在右后爪上，轻微扭动身体使得左侧胸部朝上，用碘伏消毒液和 75% 医用乙醇清洁皮肤。

（4）在第 4 肋间隙打开左胸，并轻轻打开心包腔。

（5）在 LCA 中段位置使用 8-0 丝线结扎。通过观察心尖部位颜色的变化来验证 LCA 结扎是否成功（图 1-6）。

（6）30 分钟后，解除冠状动脉左前降支结扎，观察心肌再灌注情况（见注意事项 10）。

（7）用 6-0 外科丝线缝合肋骨关闭胸腔，4-0 外科丝线缝合皮肤。

（8）术后观察。拔除呼吸机，小鼠恢复自主呼吸，放置于有加热垫的笼子中（37℃）逐渐恢复意识。若担心因感染而出现死亡风险时，则需要予以抗生素治疗。将动物饲养在无特定病原体级动物房中。

3. 心肌梗死危险区和心肌梗死区面积评估

（1）缺血再灌注损伤术后 24 小时再次麻醉小鼠。

（2）以 300U（终浓度 1000U/ml）剂量通过腹腔注射方式进行肝素注射，心脏逆行灌注后取下心脏。

（3）将心脏连接 1ml 注射器，灌流 3 分钟（见注意事项 11）。

（4）用再灌注后留下的缝线将 LCA 再次闭塞，用 5% 的邻苯二甲蓝染料灌注心脏 3 分钟（图 1-7A）。

（5）将心脏在 -20℃ 的条件下冷冻 10 分钟，然后将左心室切成 5 ～ 7 片（1mm/ 小鼠）。

（6）37℃ 下，将切片在 15ml 的 1.5%TTC 溶液中孵育 20 分钟，然后用 10% 甲醛固定。24 小时后，将切片称重并拍照。

（7）每个切片横截面拍照成像（图 1-7）。蓝色区域代表非缺血性正常组织，红色区域代表危险区域（缺血但未梗死），苍白色区域代表梗死的组织。每张图片上的蓝色、红色和白色区域进行标记，并用图像分析软件进行测量。计算切片正反两面代表梗死组织的面积分数，然后将两个图像的平均值乘以切片的重量计算出切片中梗死组织的绝对重量。

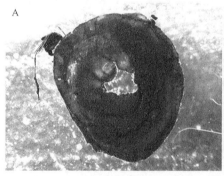
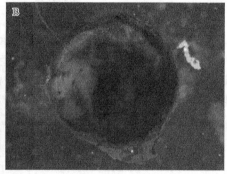

图 1-7　伊文思蓝 /TTC 染色及小鼠缺血和梗死面积心脏切面

1ml 注射器灌注伊文思蓝染料，进行 TTC 染色

A. 假手术组伊文思蓝 /TTC 染色后心脏横切成像；B. 缺血再灌注组伊文思蓝 /TTC 染色后心脏横切成像

（8）为了抵消结扎部位高低对于心肌梗死的影响，实验采用百分比代替绝对面

积（见注意事项 12）。

缺血区 = 梗死区 + 危险区

梗死区重量 / 左心室重量（%）=Σ 每个截面梗死重量 / 总左心室重量 ×100%

危险区域 / 左心室重量（%）=Σ 每个截面红色区域重量 / 总左心室重量 ×100%

四、注意事项

1. 小鼠心肌梗死造模时长约 30 分钟。手术死亡率约为 30%。

2. 实验中考虑了不同的小鼠品系、性别对缺血损伤过程中解剖、病理生理方面的影响。

3. 小鼠应用戊巴比妥钠麻醉剂的剂量因个体差异而不同。

4. 合适的麻醉药物、剂量至关重要。麻醉不充分是引起插管失败的常见原因，另外，过度麻醉也可能会致死。

5. 开胸后，小鼠的吸气时间需要提高到 0.3 ～ 0.45 秒。

6. 将导管尖端磨钝，并略微弯曲。

7. 供养和供暖都是非常重要的条件。

8. 心肌组织缝合针挑起时，小鼠将近半数的 LCA 均可见，LCA 不可见时，血管可能是沿左心房边缘的前 1/3 行至心室。

9. 心尖区颜色的变化不是心肌梗死的绝对指数。部分心肌梗死可能范围很小或者是不完全透壁性的。

10. 小鼠的缺血再灌注损伤模型更加难以建立。半数的缺血再灌注模型会出现透壁心梗。与缺血 30 分钟相比，缺血 45 分钟的条件下缺血损伤的面积不会增加，但是病死率会增加，这一点在小鼠身上更加明显。

11. 小鼠的 TTC 染色更困难。部分原因是小鼠的主动脉更细，1ml 的针连接更困难。

12. LCA 的结扎部位的高低是心肌梗死面积和心功能不全的重要因素。结扎位置轻微的偏差（在小鼠中＜ 0.5mm）都会导致心肌梗死的面积和心室功能出现明显变化。充分了解 LCA 和周围毛细血管的特性才能对实验结果给出合理的解释。

第五节　小鼠主动脉缩窄模型

摘　　要

小鼠主动脉弓缩窄（transverse aortic constriction，TAC）术是一种被广泛应用的心力衰竭模型，用于模拟左心室压力超负荷所致的心肌肥厚向心力衰竭的病理发展过程。小鼠主动脉缩窄后，左心室后负荷增加，左心室代偿性肥厚（一般最早发生于术后 2 周），而后左心室、左心房病理性重构，最终进展为心力衰竭。TAC 模型具有重复性高、病死率低的优势，因而在心力衰竭相关研究中广泛使用。造模术后小鼠主要表现为慢性心力衰竭，所以 TAC 模型也广泛应用于评价与慢性心衰治疗相关的干预措施潜在效果。本节主要阐述这种简单易行的小鼠主动脉缩窄方法。

一、引言

通过显微外科技术造模可以模拟多种人类心脏疾病类型，每种模型的具体造模流程主要取决于疾病的发病特点，其中主要包括主动脉缩窄、肺动脉缩窄和心肌梗死 3 种。主动脉缩窄模型有多种手术方法，最常用的是升主动脉缩窄（ascending aortic constriction，AAC）和主动脉弓缩窄（transverse aortic constriction，TAC）模型。AAC 造模鼠在数小时至数天内可迅速发展为心力衰竭，这是由于结扎位置在主动脉起点附近，左心室压力负荷急性快速上升导致的。相反，TAC 模型结扎位置是在头臂干和左颈动脉之间的主动脉弓上。头臂干的分流在部分程度上缓解了左心室压力，所以心肌肥大和心力衰竭的发展速度较 AAC 模型慢。

1991 年，罗克曼（Rockman）等首次在小鼠上施行了 TAC 模型，经过多年的实践和不断优化，该模型对小鼠创伤和造模耗时均大大减少。不仅如此，TAC 模型可重复性高，手术死亡率低，心力衰竭发展过程平缓。目前，TAC 模型的应用十分广泛，已经被公认为是心肌肥大和心力衰竭的表型及分子机制研究领域中最重要的模型之一。TAC 造模后 2 周，心肌细胞代偿性肥大，收缩力可能有所上升，这个阶段内的心脏重构主要表现为左心室壁厚度增加。长期、慢性左心室压力超负荷导致失代偿性心肌肥大，最终发生心力衰竭。心力衰竭终末期可同时观察到左心室肥厚和左心房扩张（图 1-8）。

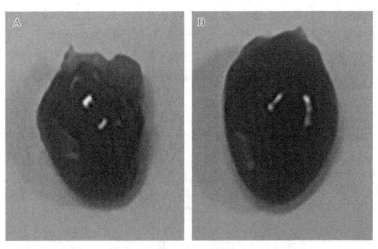

图 1-8　假手术、TAC 术后 4 周的小鼠心脏改变

A. 假手术组小鼠心脏形态；B. TAC 术后 4 周小鼠心脏形态

TAC 模型既能模拟短期的心肌肥厚过程，也能模拟长期的心力衰竭过程。研究者可以根据研究目的灵活使用。TAC 造模术后可以通过心功能相关参数、体重和心脏重量的改变来评估不同时间点心功能不全的进展情况（表 1-3）。研究中观察到TAC 术后 4 周存活率为 70%（图 1-9）。本章节将详细阐述改良后的 TAC 造模操作方法，每只用时 25 ～ 30 分钟，术后 3 天通过小鼠心脏超声分析评价手术成功率。

表 1-3　假手术组（*n*=5）、主动脉弓缩窄术后 4 周（*n*=10）心功能参数、体重、心脏重量数据

	假手术组	TAC 术组（术后 4 周）
体重（g）	26.3±0.5	24.6±0.8
心脏重量（mg）	116±4.2	184±5.4
短轴缩短率（FS，%）	62.7±2.5	46.1±2.1
舒张末期室间隔厚度（LVSd，mm）	0.78±0.1	0.99±0.1
心率（次/分）	579.6±14.7	582±15.6

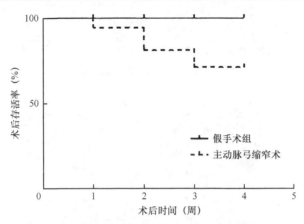

图 1-9　主动脉弓缩窄术后 8 周内生存曲线

假手术组 *n*=10，TAC 手术组 *n*=10

二、实验材料

1. 试剂　75% 乙醇溶液，碘伏溶液，1% 戊巴比妥钠溶液，异氟烷，丁丙诺啡，脱毛膏，超声耦合剂（超声波凝胶）。

2. 器材　手术台，保温垫，加热灯或加热垫，温控水浴，医用消毒器，小型动物呼吸机，显微外科解剖显微镜，气体麻醉机，多普勒心脏超声仪，气管插管（附带 22G 导管针的 PE90 导管），手术器械（电刀、剪刀、拉钩、弯、直镊、导丝、持针钳）。

3. 耗材　27G 垫针，棉球，纱布，胶带，无菌洞巾，无菌手套，4-0 可吸收缝线，6-0 丝线。

4. 动物　8～10 周龄雄性 C57BL/6J 小鼠。

三、实验方法

1. 手术区域准备（手术区域和仪器如图 1-10、图 1-11 所示）

（1）用 75% 乙醇溶液消毒手术区域。

（2）用 75% 乙醇溶液再次消毒手术区域。

（3）医用消毒器中对手术器械进行消毒。

（4）用持针钳夹持 27G 针弯曲呈 90°，磨平尖端，充当垫针使用（图 1-11）。

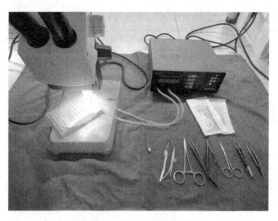

图 1-10　手术区域布置展示

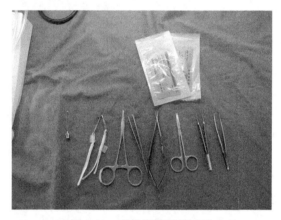

图 1-11　手术器械材料展示

2. 小鼠准备

（1）1% 戊巴比妥钠溶液（100mg/kg）腹腔注射麻醉小鼠。

（2）通过脚趾挤压反射确认小鼠麻醉深浅。

（3）将脱毛膏涂抹至颈部到胸部的毛发，2 分钟后用纱布拭去。

（4）小鼠取仰卧位，用绳子绑住小鼠门牙，充分暴露颈部。用胶带将其四肢固定在手术板合适的位置上。

（5）用镊子将小鼠舌头小心牵拉至嘴角，气管插管（见注意事项 1）。连接呼吸机，设定潮气量为 0.1ml，呼吸频率为 120 次 / 分。

（6）用碘伏溶液消毒脱毛后的皮肤。

（7）在手术区域铺无菌洞巾。

3. 手术（见 4 ~ 11 步，图 1-12）

（1）在显微镜下，用剪刀在胸廓上口至第 2 肋皮肤行 2cm 切口。

（2）将唾液腺拉向头侧，用电刀分离肌肉。

（3）将气管表面附着的肌肉分开（此步骤可以判断气管插管是否成功）。

（4）用剪刀剪开胸骨（约 5mm），用约 10mm 宽的拉钩打开胸腔暴露手术野。

（5）钝性分离左右两叶胸腺（镜下可见为白色）以显示主动脉弓和两条颈总动脉（见注意事项 2）。

（6）将导丝置于主动脉弓下方。

（7）将 6-0 丝线插入导丝的孔中，取出结扎器，使缝线位于头臂干和左颈总动脉之间的主动脉弓下方。

（8）将 27G 垫针放置于主动脉与缝线之间，外科结扎紧。

（9）迅速抽出垫针，形成主动脉弓缩窄，剪去线端（见注意事项 3）。

（10）用 6-0 丝线单针缝合胸壁（见注意事项 4）。

（11）用 4-0 可吸收缝线连续缝合皮肤（见注意事项 4）。

（12）用碘伏溶液消毒缝合处，取出气管插管，将小鼠放回笼中。

（13）术后腹腔注射丁丙诺啡 0.1mg/kg，每日 3 次，连续 4 天。

（14）将笼子置于加热灯下，观察 2 小时。

（15）饲喂含水量适当的软质食物。

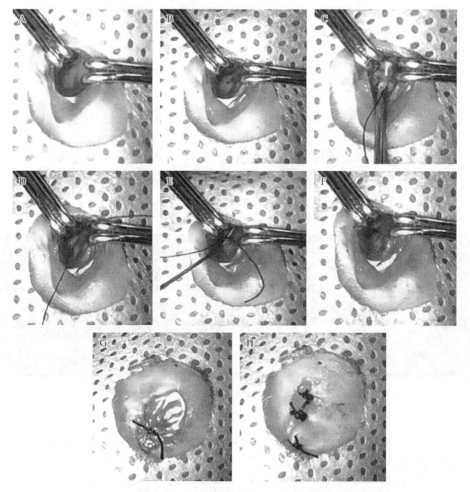

图 1-12　手术步骤（4）～（11）图示

4. 多普勒心脏超声（术后 3 天，可通过超声心动图证实主动脉结扎成功）

（1）麻醉小鼠（3% 异氟烷与 0.5L/min，100%O₂ 混合气体麻醉）。

（2）通过脚趾挤压反射确认小鼠麻醉程度是否合适，通过调整麻醉深度将小鼠心率控制在（350±50）次 / 分。

（3）用脱毛膏去除颈部至胸部的毛发（脱毛膏均匀涂抹，2 分钟后用纱布拭去）。

（4）麻醉好的小鼠取仰卧位固定在加热垫上（维持小鼠体温在 37℃ ±0.5℃对心脏超声结果的可靠性和一致性十分重要）。

（5）将超声波凝胶涂在小鼠的胸前（需要至少 20MHz 高频超声探头）。

（6）将超声探头置于右胸（探头尖端将朝向左锁骨中点），调整到主动脉弓平面，使用 B 型超声（二维成像）获得胸骨旁短轴的平面。

（7）测量 TAC 手术位置近心端和远心端之间的血流速度，使用下面简化的伯努利方程计算压力差（压力差应至少为 30mmHg）。

$\Delta P = 4V^2$；P= 动脉压（pressure，mmHg）；V= 血流峰值速度（peak jet velocity，m/s）

（8）将小鼠置于保温垫上苏醒（如动物未见明显压力超负荷或病死率很高，（见注意事项 5 和 6。另一种在处死小鼠前有创法测压力梯度方法见注意事项 7）。

5. 评估心脏的收缩功能 TAC 术后 2 周进行超声心动图分析可评估心肌肥厚的进展程度；TAC 术后 4～8 周进行超声心动图可评估心力衰竭进展程度。由图 1-13 和表 1-3 展示了 TAC 造模所致的心功能不全的典型心脏超声图像和相关参数。

（1）麻醉小鼠（3% 异氟烷与 0.5L/min，100% O₂ 混合气体麻醉）。

（2）用脱毛膏去除颈部至胸部的毛发（脱毛膏均匀涂抹，2 分钟后用纱布拭去）。

（3）小鼠取仰卧位用胶带固定于操作台上。

（4）将超声波凝胶（耦合剂）涂在小鼠胸部（超声探头频率在 14MHz 以上）。

（5）使用 B 型超声（二维成像），在与心尖成角 90° 方向固定探头，微调获得短轴平面图像（包括完整左心室和小部分的右心室壁，所有心脏收缩功能的测量应在乳头肌水平上进行）。

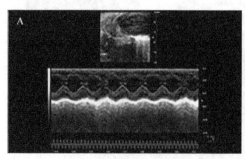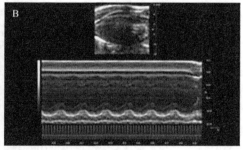

图 1-13 假手术、TAC 术后 4 周小鼠的典型超声心动图

A. 假手术组小鼠的典型超声心动图；B. TAC 术后 4 周小鼠的典型超声心动图

（6）切换至 M 型超声，精确测量心脏尺寸和收缩力；存储采集的图像以评估左心室收缩功能参数。

（7）将小鼠置于保温垫上苏醒（选择小鼠进行后续心力衰竭研究详见注意事项 8）。

四、注意事项

1. 如果气管插管有困难，首先将小鼠取仰卧位，调整小鼠上门牙的固定位置，以充分延伸暴露颈部。用胶带将其四肢固定在手术板上，在气管上方的皮肤上做长2cm的颈部切口。分离唾液腺和肌肉，暴露气管。将照明灯置于气管前方提供视野，看清气管具体位置后，用镊子将小鼠舌头牵拉到嘴角，进行气管内插管。

2. 如果主动脉弓被胸腺遮挡难以定位，可将胸腺切除，原因是成年小鼠的胸腺已经退化，没有免疫功能。主动脉弓一般位于气管的下方稍靠前。

3. 右颈总动脉和左颈总动脉之间的搏动差异可以用来验证手术是否成功。轻轻分离小鼠颈部肌肉，暴露左、右颈总动脉。成功结扎后右颈总动脉由于血压（后负荷）升高会出现搏动增强，左颈总动脉不会出现。

4. 完全闭合胸腔，至少需要缝合两针，且要通过挤压排出胸腔内的潜在空气（可选）。皮肤缝合，5～6针即可。

5. 未见压力超负荷表型的原因

（1）结扎线折断。

（2）结扎线松动。

6. 术后死亡率高的原因

（1）结扎时血管周围软组织分离不彻底，导致实际的管腔更窄，压力后负荷过大致死。

（2）如果使用较为锐利的器械可能会发生内出血，这种情况通常发生于结扎时损伤左心房，或者闭合胸腔时损伤相关血管。

（3）小鼠年龄过大（建议使用8～12周的青年鼠）。青年鼠造模稳定性更高。老年动物血管周围内脏脂肪过多，对手术成功率有较大影响。

7. 可以采用另一种方法测量压力梯度。准备处死小鼠之前，对其左、右颈总动脉插管，测量压力梯度。该方法的测量十分精确，但对血流动力学有较大影响，最终也可能对压力梯度数值造成一定误差。因此，使用导管测量压力梯度时，快速、准确读数至关重要。

8. 在选择小鼠进行后续研究之前，应使用心脏超声再次评估心脏功能。通过B型超声测量左心室腔大小的变化；通过M型超声评估其他心功能参数。根据研究的目的，可以使用不同的麻醉方式，但心功能参考数值会有所不同。

第六节　不同程度压力过载所致心室重构研究

摘　要

本章介绍了通过升主动脉缩窄创建压力超负荷大鼠心力衰竭模型的方法，并通过超声心动图非侵入性地检测心力衰竭表型。我们在文中讨论了中度和重度升主动脉缩窄导致的心衰模型。我们还描述通过超声心动图和血流动力学参数以及组织学方法评估心脏纤维化和心脏收缩和舒张功能不全。

一、引言

心力衰竭（heart failure，HF）是影响了全球超过 2300 多万人的一种常见疾病。研究者为了研究导致心力衰竭的机制或测试心力衰竭治疗的新方法，通常使用升主动脉或动脉弓缩窄产生的压力过载模型作为人类高血压或严重主动脉狭窄引起的心力衰竭病理过程。在压力过载后，左心室壁厚度逐渐增加，这是一种代偿机制，以适应急剧升高的左心室壁压力；然而，由于许多途径的异常激活和钙处理信号的改变，导致心肌病理性重塑和最终发展为心力衰竭表型。

尽管使用了近亲繁殖的啮齿动物品系，但在主动脉缩窄模型中，左心室的结构和功能存在较大的表型变异。在这里，我们描述了在斯普拉格 - 道利（Sprague-Dawley）大鼠中使用内部面积为 $2mm^2$（中度升主动脉狭窄）和 $1.5mm^2$（重度升主动脉狭窄）的血管夹来进行升主动脉缩窄导致的不同心力衰竭表型。使用血管夹相比于缝合的优点主要是血管夹的大小是标准化的，并且在不同动物之间主动脉缩窄程度达到最大化的一致。

二、实验材料

1. 模型创建

（1）加热垫和温暖的毯子。

（2）小型动物用呼吸机。

（3）消毒剂：75% 医用乙醇或碘伏。

（4）麻醉和镇痛药：氯胺酮，甲苯噻嗪和丁丙诺啡、异氟醚。

（5）20cm×25cm 塑料板。厚度应为 3 ～ 5mm。

（6）光纤照明器。

（7）棉线。

（8）2-0 和 3-0 缝线。

（9）插管用 14G 和 16G 的血管导管，顶端穿刺用 25G 的针头。

（10）手术工具：硬质眼科剪，硬质合金剪刀（直锐 / 钝），整形镊，止血钳，持针器，胸部扩张器，血管钳和不锈钢结扎夹。

（11）无菌纱布和无菌棉签。

（12）手术胶带。

2. 模型评价

（1）超声心动图仪，探头＞ 14MHz。

（2）1.9F 大鼠 P-V 导管和系统（转换器，记录和分析软件）。

（3）天狼星红染色试剂盒、100% 乙醇、50% 乙醇、去离子水、载玻片、0.5% 乙酸、二甲苯、显微镜。

3. 动物 180 ～ 220g 的雄性 Sprague-Dawley 大鼠。

三、实验方法

1. 升主动脉缩窄术 该手术在 180 ～ 220g 的雄性 Sprague-Dawley 鼠上进行。

（1）腹膜内用氯胺酮 65 ～ 75mg/kg+ 甲苯噻嗪 2 ～ 5mg/kg 注射麻醉。

（2）在手术部位（右侧胸区、外侧）的右侧腋窝下剃毛。

（3）气管内插管用 16G 血管导管插入后，开始机械通气，潮气量为 2ml，频率 50 次 / 分，FiO_2 为 21%。

（4）将动物慢慢地转向左侧躺着。剃须区域将用碘伏局部消毒。

（5）右侧胸廓切开术，平行于肋骨，长 1cm，在腋下 1cm 处，位于第 2 和第 3 肋骨之间，以进入升主动脉区域（见注意事项 1 ～ 3）。

（6）轻轻分离胸腺，然后识别出主动脉，通过钝性解剖暴露并与上腔静脉分离（见注意事项 4 和 5）。

（7）然后，在升主动脉周围放置一个内部面积为 $2mm^2$（中度升主动脉狭窄）或 $1.5mm^2$（重度升主动脉狭窄）的血管夹。轻轻提起升主动脉，将血管放入血管夹中（见注意事项 6-7）。

（8）胸腔排空气体并使用 2-0 缝合线关闭。用 3-0 缝合线缝合肌肉层，然后用 3-0 的缝线缝合皮肤切口。

（9）皮下注射丁丙诺啡 0.6 ～ 1mg/kg。

（10）最后，在常规监测下，让动物在有氧气供应的加热垫上恢复。一旦动物显示出从麻醉中恢复的迹象，拔管并使其从麻醉中恢复。

2. 超声心动图　采用经胸超声心动图评价成功结扎情况和疾病进展。

（1）动物腹腔注射氯胺酮 80 ～ 100mg/kg（见注意事项 8，9）

（2）剃光胸部手术部位毛发。

（3）在乳头肌水平胸骨旁长轴和短轴二维视图用于计算左室舒张末期容积（LVEDV）和左室收缩期末容积（LVESV），并计算左室射血分数（LVEF，%）（见注意事项 10 ～ 12）。

（4）从乳头肌水平的短轴位获取 M 型超声图像，测量舒张末期室间隔厚度（IVSd，cm）和舒张末期左室后壁的厚度（LVPWd，cm），以及左室舒张末期内径（LVIDd，cm）和左室收缩末期内径（LVIDs，cm），并用公式计算左室短轴缩短率（LVFS，%）：[LVIDd—LVIDs]/LVIDd×100%（见注意事项 10，12）。

3. 侵入性压力 - 容积曲线测量

（1）将动物吸入 5%（体积 / 体积）的异氟醚进行麻醉诱导，然后使用 14G 血管导管，并按照上文中讲述升主动脉缩窄术部分中的机械通气方法进行呼吸机辅助呼吸。

（2）将异氟醚降低至 2% ～ 3%（体积 / 体积）进行手术。手术切口在胸骨正中切开（见注意事项 13）。

（3）大鼠 P-V 导管经 25G 针头穿刺置入左心室心尖（见注意事项 14 ～ 16）。

（4）异氟醚调整（0.5% ～ 1%）（体积 / 体积）维持麻醉，心率稳定在 350 ～ 400 次 / 分。

（5）血流动力学记录在心率稳定后 5 分钟进行。

（6）绘制压力 - 容积曲线，获得对应的收缩期末压力 - 容积关系（ESPVR）和舒张期末压力—容积关系（EDPVR）。分别根据 ESPVR 和 EDPVR 计算左室收缩末期弹性（Ees）、左室舒张末期刚度和顺应性（见注意事项 17）。

4. 心脏组织切片天狼星红染色

（1）每张左心室切片约 7μm 厚，用 100% 乙醇固定 2 分钟，然后用 50% 乙醇固定 2 分钟。

（2）在去离子水中洗 3 次，每次 3 分钟后，用天狼星红染色剂染色 1 小时。

（3）将载玻片在 0.5% 乙酸溶液中洗涤 2 次，每次 2 分钟。

（4）将载玻片分别用 95% 和 100% 乙醇脱水，每次 2 分钟。

（5）在两次二甲苯浸泡后，玻片用封片剂封装。

（6）光镜下分别拍摄 4× 和 10× 物镜下的图像，用 Image J 软件从放大后的图像中定量分析心脏纤维化程度，每只动物至少需要 10 个视野被量化。

四、注意事项

1. 胸部区域的解剖，在右腋窝下，操作时应予以保护以避免右腋窝动脉的损伤。

2. 开胸手术应该在腋下第 2 和第 3 根肋骨处进行。在第 1 根和第 2 根肋骨之间或第 3 根和第 4 根肋骨之间进行的开胸手术，会使在放置血管夹时很难看到升主动脉。

3. 开胸时应注意不要损伤右乳内动脉，右乳内动脉通常位于胸骨内侧，靠近胸骨处。

4. 轻柔地解剖胸腺的两个叶，因为对胸腺的过度操作会使其肿胀，从而影响升主动脉的可视化。

5. 上腔静脉和主动脉剥离术应小心进行，因为上腔静脉容易破裂，如果破裂往往是致命的。

6. 从上腔静脉中分离出主动脉后，用弯曲的镊子小心地提起主动脉，并在头臂干提起前放置血管夹。

7. 注意不要把头臂干错认成升主动脉，如果主动脉不能很好地显示，就可能发生这种情况。

8. 动物必须完全镇静。

9. 发展为心脏收缩功能不全的动物对镇静剂非常敏感，应该给它们一半剂量的镇静剂。氯胺酮是一种优于异氟醚的药物，异氟醚具有较为明显的心脏抑制作用。

10. 心脏超声图像应在每分钟 370 ～ 420 次心跳之间采集。

11. 为了质量控制，心尖和主动脉瓣视角应清晰可见。

12. 胸骨旁短轴的二维图像是在乳头肌的水平上进行采集的。

13. 这种升主动脉缩窄术模型的心脏血流动力学只能通过开胸进行，因为血管夹太紧，这使得 P-V 环导管不能从右颈动脉经升主动脉逆行进入左心室。

14. 对左心室压力负荷过载的模型动物的心尖穿刺会导致心尖血液涌出，应戴上护目镜，尽可能快地将导管插入心尖。

15. 为了减少失血量，最好是当动物处于镇静状态时，用 3% 异氟醚吸入麻醉，当左心室最大压力显著降低时，用 0.5% ～ 1% 异氟醚吸入，因为异氟醚具有心脏抑制作用。

16. 如果动物发生心室颤动，特别是在心尖穿刺后，对心脏进行轻柔的按摩可以使其恢复正常节律。同样重要的是要确定动物是温暖的，避免空气从周围吹入胸腔，以防止室性心律失常和不稳定心律。

17. 导管的位置需要在左心室内精心调整，以获得最佳的 P-V 环形态。

第七节 朗根多夫（Langendorff）灌注法评估大鼠心功能的体外模型

摘　　要

Langendorff 离体心脏灌注模型是由 Langendorff 在 19 世纪末发明的一项实验技术。该技术的基本原理是：在恒温恒压条件下，将插管插入离体动物心脏的主动脉，逆行灌流含氧的克雷布斯 - 亨泽莱特（Krebs-Henseleit）缓冲液，经由冠状动脉灌流心肌。在随后的应用中该技术得到不断地提升与改进，现在可用于评估药物对心脏的直接作用以及缺血再灌注损伤在心功能上的影响。本节将阐述通过 Langendorff 灌注评估大鼠心功能的实验操作方法和步骤。

一、引言

该技术在随后的应用中得到不断完善和发展，目前已广泛应用于各类型动物，包括大鼠、小鼠、豚鼠、雪貂、犬和猫等。经离体心脏的主动脉通过冠状动脉逆行灌注氧化后的生理缓冲液，能够排除神经和体液因素的影响，有效保持离体心脏的生理活性。已经有许多关于利用 Langendorff 离体心脏灌注模型进行心电图和心脏动作电位记录的报道。该模型可以测量作为负极的主动脉根和作为正极的根尖之间的电势差，还可以记录类似于人体中的 II 导联的心电图的波形。此外，还可以将电极安装在心脏表面上记录单相动作电位，这有助于评估药物对心脏兴奋传导的影响。在实验过程中，还可以随时记录心功能相关数据，例如心率（HR），左心室舒张压（LVDP）。

Langendorff 灌注操作成熟，简便易行，可以广泛用于评估药物对心功能的直接影响、药物筛选，以及评估缺血再灌注（IR）损伤对心功能的影响。

本章以恒流灌流大鼠心脏模型为例，阐述了制备方法和一般记录参数。这种操作方法也可以用于其他实验动物，实验设备和灌注设备基本保持不变，需要根据动物的大小不同，设备参数做相应调整（见注意事项 1）。

二、实验材料

实验中使用的缓冲液均使用去离子水制备。所用试剂均为分析纯。

1. 缓冲液

（1）改良的 Krebs-Henseleit 缓冲液成分见表 1-4，配制时为防止碳酸氢钙沉淀产生，最后添加 $CaCl_2$ 溶液（1mol/L），使用 HCl 将 pH 调节至 7.4 后定容（见注意事项 2）。使用前用混合气体（95%O_2-5% CO_2）充气使溶液达到氧饱和态，有效保持离体心脏的活性。实验所需的缓冲液的量取决于动物的数量，实验方案和流速。

表 1-4　改良的 Krebs-Henseleit 缓冲液的组成

物质	终浓度
NaCl	110.0（90.0）mmol/L
NaHCO$_3$	25.0mmol/L
MgSO$_4$/7H$_2$O	1.2mmol/L
KH$_2$PO$_4$	1.2mmol/L
KCl	4.7mmol/L
葡萄糖	5.5mmol/L
蔗糖	5.5mmol/L

注：表格中的数字显示各种成分的浓度。对于低氧灌注，用等摩尔蔗糖代替葡萄糖，并用 95%N$_2$-5%CO$_2$ 充气。

（2）解剖液：NaCl 90.0mmol/L，NaHCO$_3$ 25.0mmol/L，MgSO$_4$ 1.2mmol/L，KH$_2$PO$_4$ 1.2mmol/L，KCl 24.7mmol/L，CaCl$_2$ 2.0mmol/L，葡萄糖 5.5mmol/L（参见注意事项 3）。为防止形成血块，需添加 1ml/L 肝素，然后使用 HCl 将 pH 调节至 7.4。使用混合气体（95%O$_2$-5%CO$_2$）充气使溶液达到氧饱和态。

2. 插管和修剪材料

（1）灌流装置（见注意事项 4）。

（2）小托盘、烧杯、剪刀、镊子、注射器。

（3）用于固定套管的辅助夹。

（4）动脉套管（见注意事项 5）。

（5）3-0 的医用缝合线。

3. Langendorff 系统

（1）两个蠕动泵（见注意事项 6）。

（2）两个压力传感器（用于测量左心室压力和冠状动脉灌注压力）。

（3）两个压力放大器（用于测量左心室压力和冠状动脉灌注压力）。

（4）数据采集系统或多导生理记录仪。

（5）除气装置。

（6）恒温浴槽（维持心脏在 37℃环境中）。

（7）恒温循环系统。

（8）双层玻璃反应釜（夹层可通过热水进行循环加热）。

（9）气体过滤器。

（10）95%O$_2$ 和 5%CO$_2$ 混合气体装置。

4. 动物和药物　80 ～ 220g 的雄性 Sprague-Dawley 大鼠、水合氯醛、戊巴比妥、肝素。

三、实验方法

1. 设备准备　在实验中使用的灌注系统装置见图 1-2。使用蠕动泵进行恒流灌注时应当调整流速，使其尽可能接近体内的心率（见注意事项7）。从水浴加热回路到蠕动泵的管路尽可能短，以减少溶解 O_2 的损失（见注意事项8）。

（1）清洁 Langendorff 管路。打开水浴循环，先用蒸馏水冲洗，再用氧合 Krebs-Henseleit 缓冲液将整个管路系统进行冲洗（见注意事项9）。

（2）从灌流装置和套管之间的管道连接处将管路中的气泡清除完全（见注意事项10）。

（3）用3-0医用缝合线在插管末端结扎主动脉，并使用辅助夹固定插管。将套管尖端浸入充满解剖液的腔室中。

（4）使用恒温水浴循环系统加热蠕动泵和心脏之间的灌注液（见注意事项11）。

（5）溶液受热后，灌注液中存在的空气都会以气泡形式出现在管路中，在管路中连接三通管，用以排气。

（6）三通管的一端连接到压力放大器，进行冠状动脉灌注压力（CPP）测量。

2. 解剖与心脏分离 为了避免缺血预处理的影响，解剖与修剪和实验区域应彼此靠近，快速分离心脏，进行主动脉插管，将心脏安装在 Langendorff 灌注装置上恢复心脏灌注并开始实验。

（1）将盛有20ml解剖液的烧杯放置于冰上。

（2）水合氯醛腹腔注射麻醉 Sprague Dawley 大鼠动物（体重300～350g）（见注意事项12）。

（3）从剑突的底部开始，沿着肋缘切开皮肤和肌肉层（见注意事项13）。

（4）抬起剑突，沿肋缘切开肌肉，继续在胸腔左右两侧切开，直到第一个肋骨。

（5）切开胸腺。

（6）用拇指和中指轻轻捏住心脏，然后在其下方插入剪刀以切断主动脉并切除心脏（见注意事项14）。

（7）将切除的心脏浸入4℃解剖液中挤净血液，迅速剥离附着在心脏和主动脉周围的肺、气管及结缔组织。

3. 插管和修剪

（1）立即将套管插入主动脉，该过程仔细观察插管深度（保证不插破主动脉瓣，又要防止心脏固定不牢），然后用固定夹夹住主动脉，用3-0医用缝合线结扎主动脉（见注意事项15）。

（2）在左心耳中开一个孔，以插入左心室球囊。

（3）将心脏安装在灌注装置上，立即灌注（此过程在30秒左右为宜）（见注意事项16）。

（4）通过左心耳的孔将连接到导管的左心室球囊插入左心室（见注意事项17，18）。用3-0医用缝合线将导管固定在左心耳上，以防止左心室球囊被推出。

（5）用去离子水填充左心室球囊，直到舒张压达到2～5mmHg（见注意事项19）。

（6）将灌注液从解剖溶液切换到改良的 Krebs-Henseleit 缓冲液后，心跳将在几秒内重新开始（见注意事项20）。

（7）灌注15～20分钟心脏状况稳定后开始实验，实验过程中保持一致的流速。

4. 缺氧 - 再灌注损伤的实验方案（见注意事项 21）

（1）用含氧的改良 Krebs-Henseleit 缓冲液使心脏稳定 15 ～ 20 分钟。

（2）使用蔗糖 Krebs-Henseleit 缓冲液切换至缺氧灌注 30 分钟（见注意事项 22）。

（3）用改良的 Krebs-Henseleit 缓冲液补氧 30 分钟（见注意事项 23）。

（4）在实验期间顺序收集冠脉流出液，以测量释放的天冬氨酸转氨酶（AST）水平（见注意事项 24，25）。

5. 数据评估　左室舒张压（LVDP）是收缩和舒张过程中左心室压力之间的差。这是心肌收缩力的指标。然而，随着 LVDP 随心率的增加和减少而变化，压率乘积可以用作心脏功能的指标。

四、注意事项

1. 我们之前曾在 ICR 小鼠的心脏上进行过 Langendorff 灌注；对于体重 30g 的小鼠，用 18G 钝头针和 23G 静脉内插管代替了用于左心室球囊的聚乙烯管。

2. 为防止碳酸氢钙产生沉淀，最后添加 $CaCl_2$。

3. 解决方案的基础是改良的 Krebs-Henseleit 缓冲液。我们使用的钾浓度＞ 20mmol/L，高于改良的 Krebs-Henseleit 缓冲液的钾浓度，以使心脏停搏。为了调节渗透压，我们将 NaCl 的浓度降低了 20mmol/L。使用不含钙的缓冲剂使心脏停止跳动会导致严重的心肌坏死，即钙悖论。因此不使用这些不含钙的缓冲液。

4. 通常使用恒流灌注系统冲洗冠状动脉中的血液。

5. 对于三通旋塞阀，使用通过吕埃（Luer）接头连接的不锈钢管（外径 2.2mm，内径 2.0mm）。

6. 可以使用单个蠕动泵进行实验，使用两个蠕动泵可以更好地控制缓冲液交换而不会浪费时间。

7. 在体内，大鼠和小鼠的心率分别约为 350 次 / 分和 600 次 / 分。应根据初步实验期间记录相同大小物种的心率，确定每个心脏的合适流速。结果表明，对于重约 350g 的标准大鼠心脏，灌注速率应为 13ml/min，对于重约 30g 的标准小鼠心脏，灌注速率应为 2ml/min。

8. 用于连接所述蠕动泵和循环加热回路中的管子，推荐使用气体透过性低的管子。

9. 如果不使用恒压灌注，则可以替换蠕动泵。在这种情况下，流速应设置为 ≥ 15ml/min，以尽快冲洗冠状动脉中的血液。

10. 如果未从回路中完全清除空气，则在开始灌注时空气会进入冠状动脉，从而导致空气栓塞。

11. 应该使用液体循环加热回路来调节温度，以使进入心脏的灌注液保持在 37℃。

12. 当需要动物的血液样本时，将戊巴比妥作为麻醉药（135mg/kg）注射入腹膜腔，而不是直接断头。

13. 为了采集血液，在腹部纵向切开。然后，使用肝素化注射器从腹腔静脉收集血液，注意不要损伤肠道。

14. 如果一起切除肺和气管，要格外小心，留出足够的主动脉长度以进行套管插入。

15. 如果已正确插入套管，则可以通过可视化从心外膜冠状动脉中洗出的血液来进行确认。如果插管插入得太深，插管的尖端将阻塞冠状动脉口，无法进行灌注。

16. 为了避免在心脏连接到灌注系统过程中空气污染，很重要的一点是将套管的三通旋塞阀在 45° 位置关闭。

17. 左心室（LV）球囊由乳胶制成。LV 气囊的大小将根据所用动物心脏的大小而变化。左心室球囊可使用避孕套制作。将气球连接到外径为 2mm 的聚乙烯管的末端。将试管连接到 18G 钝端针头，然后将针头连接到压力传感器。

18. 左心室压力可通过将连接导管的去离子水填充左心室球囊通过左心耳的孔插入左心室来测量。

19. 对于重约 350g 的标准大鼠的心脏，注入左心室球囊的去离子水量应为 0.2 ～ 0.4ml。

20. 可以通过将左心室压力信号输入数据采集设备（或多导生理记录仪）来记录心率。

21. 与低氧灌注不同，蠕动泵可以停止 30 分钟以引起缺血再灌注损伤。在这种情况下，应将心脏浸入改良的 Krebs-Henseleit 缓冲液中，以保持体温而不进行灌注。

22. 开始低氧灌注后，心率和左心室压力逐渐降低。长时间缺氧会导致心搏骤停。

23. 再充氧（或再灌注）后，心率和左心室压力逐渐恢复。在补氧结束时，心率将完全恢复，但是左心室压力的恢复通常为初始状态的 50% ～ 60%。

24. 我们通常在低氧灌注前，低氧灌注后 15 分钟和 30 分钟以及复氧后 2 分钟、5 分钟和 15 分钟收集冠状流出液。肌酸激酶是心肌酶中的明星分子，但是，它的不稳定性使其不适合长期保存样品。相比较而言，谷草转氨酶比较稳定，测量冠状流出物中释放的谷草转氨酶水平可为不可逆的心肌损害提供依据，因此，可以冻存收集的冠状流出物，后期测量游离谷草转氨酶水平。

25. 由于在 IR 损伤缺血期间没有冠状动脉流出物，因此无法进行谷草转氨酶测量。

第八节　心肌再生小鼠动物模型

摘　　要

尽管两栖动物和鱼类心肌再生模型已经存在很久，但是哺乳动物相应的模型却迟迟未能建立成功。这里我们介绍一种可以建立起小鼠的心肌再生模型的实验方法。该方法描述了详细的实验步骤和在新生鼠阶段诱导心肌损伤和心肌再生。这一模型可以用于研究心尖切除后或心肌梗死后的心肌再生过程。比较成年心肌损伤后反应和新生阶段心肌损伤后的响应有助于鉴定心肌损伤导致的心肌再生反应和非心肌再生反应两者之间的关键差异，从而为解析哺乳动物心肌再生的关键机制提供强有力的动物模型。

一、引言

人类在医学和科技上的进步带来了生活的变革和人类寿命的延长，这同时也导致了对人体生理新的挑战和新的疾病负担的转变。在全世界由于衰老和生活方式的改变导致的疾病逐渐成为人类死亡和致残的主要原因，其中心血管疾病首当其冲。由于冠状动脉狭窄或堵塞导致的缺血性心肌病导致心肌灌注不足，进而导致心肌功能下降和心肌死亡。其他诸如失代偿性心肌肥厚、心肌炎、瓣膜性心肌病和充血性疾病等导致的心肌细胞丢失都将使心肌收缩力下降，丢失的心肌最终被瘢痕组织取代。

与成年哺乳动物相反，两栖动物和鱼类保持强大的心肌再生能力，这种现象可能与具有增殖能力的心肌细胞相关，这些心肌细胞呈单核，能够始终保持进入细胞周期的能力。在过去心肌再生模型局限于低等脊椎动物模型上，例如对斑马鱼的研究揭示了在这些低等物种中心肌再生的关键调控机制。最近一些研究聚焦于在发育过程中心肌是否具有增殖能力，研究发现出生后1天（P0）的小鼠的心脏在心尖切除后或心肌梗死后均具有一定的再生能力。另外也有提示新生小鼠心脏冷冻消融后仍然具有再生能力的报道。在另外的一些研究中，研究者用冷冻消融导致新生鼠的心脏非缺血性损伤，尽管可以提供一种相较于心肌梗死具有更高重复性的动物模型，但是不同的心肌损伤类型对于后续心肌再生的响应非常重要。因而，应当根据损伤类型和后续的组织再生响应来解释其机制。已有强有力的谱系示踪实验显示，心尖切除和缺血性心肌梗死诱发的心肌再生主要来源于已经存在的心肌细胞增殖，因此，新生鼠的心尖切除和心肌梗死模型为研究年龄相关的心肌再生能力的调控机制提供了有力工具。

诱导新生小鼠心肌损伤是一个研究哺乳动物心肌再生的很好的技术，这一技术的难点在于对出生后1天的小鼠行气管插管和机械辅助呼吸是基本不可能的。奇妙的是，新生鼠的开胸手术不会导致肺萎缩，而且可以像普通手术那样恢复良好，这就使得通过开胸手术在新生鼠上诱导心肌损伤成为可能。在本节中，我们介绍两种新生鼠心肌损伤模型：一种是心尖切除，类似于斑马鱼心肌再生模型；另一种是永久性冠状动脉左前降支（LAD）结扎导致的心肌梗死，该模型更接近人类的缺血性心肌病。出生后1天的小鼠在心尖切除后或心肌梗死后能够完全再生心肌，但是这种再生能力在出生后7天基本消失。

二、实验材料

1. 实验动物 本实验所涉及的新生鼠是由ICR/CD-1孕鼠分娩的出生后第1天（P0）或第7天（P6）鼠，但该方案可用于任何小鼠品系。小鼠在出生的那一天被认为是P0天，手术是在出生后第2天（P1）进行的。如果希望进行谱系追踪，请使用他莫昔芬诱导的心肌细胞特异性报告小鼠系。

2. 试剂 皮肤胶（Butler Schein），亚甲蓝，2, 3, 5-三苯基四氮唑氯化物（TTC），磷酸二钠（Na_2HPO_4），磷酸二氢钠（NaH_2PO_4），D-甘露醇，甲醛，多聚甲醛，戊二醛，铁氰化钾 [$K_3Fe(CN)_6$]，三水合亚铁氰化钾 [$K_4Fe(CN)_6 \cdot 3H_2O$]，脱氧胆酸钠，NP40替代品，血清，10× 抗原修复液，琼脂糖，5-BrdU，他莫昔芬，芝麻油，生理盐水，抗 BrdU 抗体，封片剂，4',6- 二脒基 -2- 苯基吲哚（DAPI），2- 甲基丁烷、WGA（Wheat Germ Agglutinin）。

3. 实验仪器 冰床，剪刀，止血钳，显微外科剪刀，6-0 缝合线，灭菌器，加热灯或加热垫，Vevo 2100 小型动物超声心动图系统，Image J 软件，显微镜，漩涡振荡器、C1 细针头、组织切片机、恒温箱。

4. 试剂配制 TTC 溶液：将 TTC 粉末（3mmol/L TTC）溶解在含有 0.8mol/L Na_2HPO_4，2mmol/L NaH_2PO_4 和 0.14mol/L D- 甘露醇（pH 7.8）的 100ml 缓冲液中。注意：溶液现制现用，并放置在 37℃保存。

三、实验方法

1. 手术

（1）将新生鼠置于冰上低温麻醉 3 ～ 5 分钟，可以用纱布铺在冰上以避免新生鼠与冰块直接接触而导致冻伤，低温会导致呼吸和心跳暂停，这有助于防止手术时出血过多（见注意事项 1，2）。

（2）将新生鼠从冰上移到手术区域。

（3）将新生鼠仰面朝上，并且用胶布固定四肢和尾部。

（4）用消毒棉签擦拭胸部。

（5）用剪刀在下胸处横向剪开皮肤，用钝性镊轻柔地分离皮肤和其下的肌肉，宽一点的皮肤切口将有助于拓宽手术视野和显示肋间切口。

（6）在第 4 肋间行斜行开胸切口，用钝性镊分离肋间肌（见注意事项 3）。

（7）如果施行心尖切除手术，请参考方案 A，如果施行心肌梗死手术，请参考方案 B。

方案 A　心尖切除

①通过在腹部施加压力使心脏从胸腔中挤出，用眼科剪进行心尖切除。②渐进性地切除心尖，每次尽可能切除最少心肌组织，直到左心室腔暴露，移除 15% 的左心室对于在保证手术存活率的前提下造成心肌损伤较为合适（见注意事项 4）。

方案 B　心肌梗死（图 1-14）

①通过 C1 细针头穿过心室中部用 6-0 缝合线结扎 LAD，从而诱导心肌梗死，针头要穿透左心室壁以保证 LAD 的成功结扎（见注意事项 5）。②检查在结扎后心肌组织是否出现苍白。如果出现，说明缺血诱导成功。为了进一步确认有效结扎，可以在心肌梗死后将亚甲蓝直接从心尖处注射入心腔，在 LAD 的供血区域的亚甲蓝染色缺失说明结扎有效和缺乏灌注。

（8）用 6-0 的缝合线缝合肋骨以关闭胸腔，通过组织胶联合皮肤。

（9）快速复温新生鼠。在加热灯下，将新生鼠捧于手中几分钟直到它们复苏。不要将新生鼠太靠近加热灯，或者在加热灯下暴露得太久，这都将导致病死率增加。

（10）用乙醇棉球仔细清除伤口处残留的血迹，这将减少母鼠啃噬新生鼠的概率。

（11）将术后的新生鼠尽快放回其同窝小鼠，这会提高术后恢复和存活（见注意事项 6）。

（12）一旦所有新生鼠手术完毕，将它们与哺乳母鼠的辅料充分混合，然后放进母鼠的笼内。

（13）将术后的器械清洗和消毒，烘干后妥善保存。

（14）术后密切观察新生鼠，术后的小鼠和假手术组的小鼠应该没有明显区别。

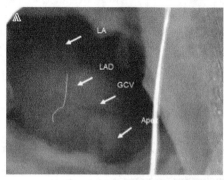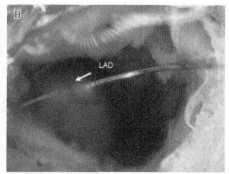
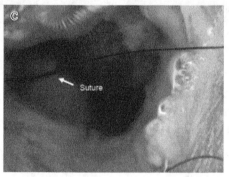

图 1-14　新生鼠心肌梗死手术示意图

A. 小鼠开胸找到冠状动脉左前降支（LAD）；B. 通过 C1 细针头穿透左心室壁；C. 用 6-0 聚丙烯缝线结扎 LAD

2. 术后检查　如果是心肌梗死手术，可以在术后 3 ～ 4 天行心脏超声检查以确认是否成功诱导心肌梗死（详见方案 A），或者通过 TTC 染色来评估存活心肌（存活心肌呈红色，非存活心肌呈白色，详见方案 B）。心肌细胞标记和谱系示踪实验可以在心肌损伤后进行，比如通过 BrdU 的使用可以监测心肌细胞是否有新的 DNA 合成，BrdU 掺入法结合心肌细胞标志物染色可以定量 BrdU 阳性的心肌细胞以评估心肌增殖能力。

方案 A　心脏超声检查（图 1-15）

（1）将心脏超声探头（40MHz）轻轻放在新生鼠胸部（见注意事项 7）。

（2）采集胸骨旁短轴切面，并且记录 M 型超声图像，评估心脏收缩功能。

（3）测量左心室收缩和舒张末期内径，计算射血分数和短轴缩短率，假手术组应该为正常的收缩功能，心肌梗死组应该出现左心室收缩功能下降的表现。

（4）如果需要，可以继续进行方案 B、方案 C 和方案 D 的实验。

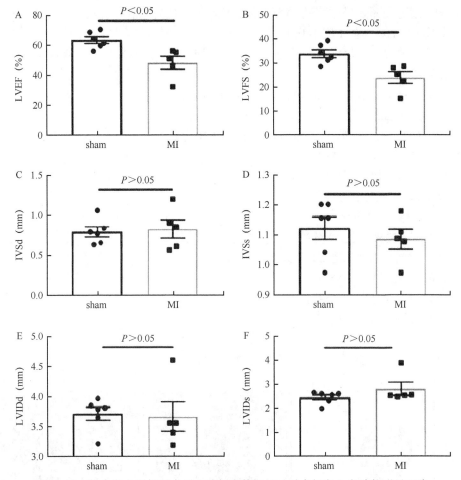

图 1-15　新生鼠心肌梗死术后心脏超声数据显示手术组左心室功能明显下降

A. 与假手术（sham）组相比，心肌梗死（MI）组左室射血分数（left ventricular ejection fraction，LVEF）下降；
B. 左室短轴缩短率（left ventricular fractional shortening，LVFS）下降；C. 舒张期室间隔厚度（interventricular
septal thickness at diastole，IVSd）增加；D. 收缩期室间隔厚度（interventricular septal thickness at systole，IVSs）
减少；E. 舒张期左心室内径（left ventricular internal dimension at diastole，LVIDd）减少；F. 舒张期左心室内径（left
ventricular internal dimension at diastole，LVIDs）增加

方案 B　TTC 染色

（1）准备 TTC 染料，37℃孵育。

（2）收集心肌梗死后 3 天或 21 天的心脏。

（3）加热低熔点的琼脂，倒入组织包被盒里。

（4）将心脏组织放进琼脂中，等待琼脂凝固。

（5）琼脂凝固后，将包埋块放在组织切片机上。

（6）切割 350μm 厚度的心肌组织块。

（7）将心肌组织片放入 TTC 溶液中，37℃持续 5 分钟。

（8）用 10% 的甲醛固定组织，常温 30 分钟。

（9）通过 Image J 软件评估存活心肌的比率（红色为存活心肌）。

方案 C　HE 染色（图 1-16）

将蜡块放置于切片机上，以 8μm 厚度制成切片，贴到载玻片上，放入 37℃恒温箱中烘干过夜。

（1）二甲苯：第一次 10 分钟；第二次 10 分钟。

（2）无水乙醇二甲苯 1 ：1：10 分钟。

（3）100% 乙醇：第一次 10 分钟；第二次 10 分钟。

（4）95% 乙醇：5 分钟。

（5）75% 乙醇：5 分钟。

（6）50% 乙醇：5 分钟。

（7）蒸馏水：5 分钟。

（8）苏木精液染色：3 分钟。

（9）0.5% 伊红液染色：1 分钟。

（10）95% 乙醇：5 分钟。

（11）无水乙醇：10 分钟。

（12）无水乙醇二甲苯 1 ：1：10 分钟。

（13）二甲苯：第一次 10 分钟；第二次 10 分钟。

（14）中性树胶封片，晾干，正置显微镜拍照。

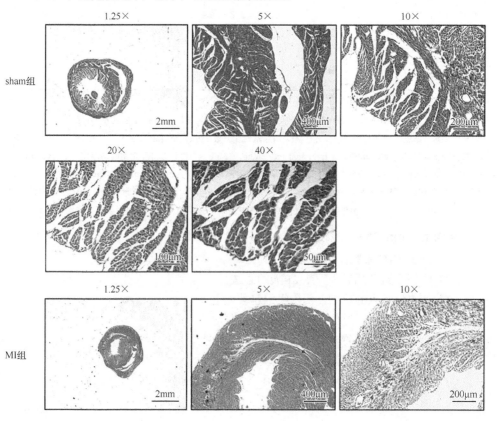

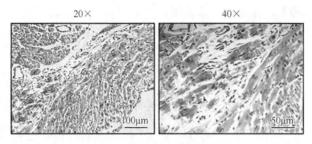

图 1-16　新生鼠心肌梗死手术后心肌组织 HE 染色

图为假手术（sham）组和心肌梗死（MI）组术后 21 天的心脏横切切片 HE 染色图，物镜倍数分别为 1.25×、
5×、10×、20× 和 40×，标尺分别为 2mm、400μm、200μm、100μm 和 50μm

方案 D　马森（Masson）染色（图 1-17）

将蜡块放置于切片机上，以 8μm 厚度制成切片，贴到载玻片上，放入 37℃ 恒温箱中烘干过夜。

（1）二甲苯：第一次 10 分钟；第二次 10 分钟。

（2）无水乙醇二甲苯 1 : 1：10 分钟。

（3）100% 乙醇：第一次 10 分钟；第二次 10 分钟。

（4）95% 乙醇：5 分钟。

（5）75% 乙醇：5 分钟。

（6）50% 乙醇：5 分钟。

（7）蒸馏水：5 分钟。

（8）布安（Bouin）溶液：56℃，60 分钟。

（9）流水冲洗 10 分钟（直至黄色消失为止），蒸馏水 1 分钟。

（10）魏格（Weiger）铁苏木素工作液：5 分钟。

（11）自来水 5 分钟，蒸馏水 1 分钟。

（12）猩红 - 酸性品红 5 分钟：5 分钟。

（13）蒸馏水 1 分钟，重复 3 次。

（14）磷钼酸 / 磷钨酸溶液 10 分钟。

（15）蒸馏水 1 分钟，重复 3 次。

（16）苯胺蓝溶液 5 分钟。

（17）蒸馏水 1 分钟，重复 3 次。

（18）1% 乙酸溶液 1 分钟。

（19）蒸馏水 1 分钟，重复 3 次。

（20）50% 乙醇：5 分钟。

（21）75% 乙醇：5 分钟。

（22）95% 乙醇：5 分钟。

（23）100% 乙醇：第一次 10 分钟；第二次 10 分钟。

（24）无水乙醇二甲苯 1 : 1：10 分钟。

（25）二甲苯：第一次 10 分钟；第二次 10 分钟。

（26）中性树胶封片，晾干，正置显微镜拍照。

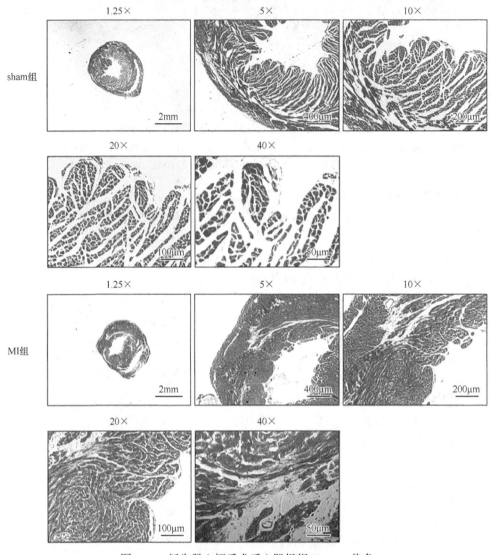

图 1-17 新生鼠心梗手术后心肌组织 Masson 染色

图是假手术（sham）组和心肌梗死（MI）组术后 21 天的心脏横切切片 Masson 染色图，物镜倍数分别为 1.25×、

5×、10×、20× 和 40×，对应标尺分别为 2mm、400μm、200μm、100μm 和 50μm

3. 免疫荧光染色 麦胚凝集素（wheat germ agglutinin，WGA）染色。

将蜡块放置于切片机上，以 8μm 厚度制成切片，贴到载玻片上，放入 37℃恒温箱中烘干过夜。

（1）二甲苯：第一次 10 分钟；第二次 10 分钟。

（2）无水乙醇二甲苯 1：1：10 分钟。

（3）100% 乙醇：第一次 10 分钟；第二次 10 分钟。

（4）95% 乙醇：5 分钟。

（5）75% 乙醇：5 分钟。

（6）50% 乙醇：5 分钟。

（7）蒸馏水：5 分钟。

（8）1× 抗原修复液：15 分钟。

（9）冷却到室温，置于湿盒中。

（10）汉克斯平衡盐溶液（HBSS）漂洗液：5 分钟，重复 3 次。

（11）WGA 染色：1：100 稀释，室温，避光孵育 15 分钟。

（12）HBSS 漂洗液：1 分钟，重复 3 次。

（13）注意避光，正置显微镜观察染色效果。

（14）4′,6- 二脒基 -2- 苯基吲哚（DAPI）染色：1：1000 稀释，室温，避光孵育 5 分钟。

（15）注意避光，正置显微镜观察染色效果。

（16）抗淬灭封片剂封片，晾干，正置显微镜拍照。

四、注意事项

1. 因为麻醉药对新生鼠的效果不佳和新生鼠能够耐受低温，低温是最佳的麻醉方式。

2. 由于过长的低温会导致新生鼠的死亡，请密切检查在冰上的新生鼠直到它们不动和呼吸暂停。

3. 选择正确的位置开口对于手术的成功至关重要，充分暴露心脏可以让手术更加顺利而快捷，从而降低手术死亡率。如果切口过高，不能充分暴露心尖处，导致心尖切除术难以进行。

4. 切除的心肌大小直接影响到新生鼠的术后存活率。过多切除将导致心尖处不能形成血肿，这将导致失血过多而死亡。我们的方案是通过渐进性切除心尖直到刚好暴露左心室腔来减小手术的死亡率，提高实验的可重复性。

5. 新生鼠 LAD 不能有效观察，只能通过解剖位置进行结扎，包括与冠状动脉邻近的心肌组织同时也被结扎。

6. 由于新生鼠缺乏中枢性疼痛，P0 ～ P6 小鼠的术后镇痛药可以不用。

7. 超声乳胶可能会降低小鼠体温，确保小鼠保持温暖，建议事先预热超声乳胶。

第二章　人多能干细胞培养、神经定向分化与脑内移植

第一节　小鼠胚胎成纤维细胞的分离和滋养层细胞的制备

摘　要

使用小鼠胚胎成纤维细胞（MEF）作为滋养层细胞，是培养人胚胎干细胞（human embryonic stem cell，hESC）最常用的方法。MEF 能产生促进 hESC 自我更新并抑制其分化的因子，能有效维持 hESC 的多能性。MEF 经过 γ 射线或 X 线照射处理，以抑制其有丝分裂，从而防止其与 hESC 竞争营养和生长空间，本节主要介绍小鼠胚胎成纤维细胞的制备方法及其注意事项。

一、引言

目前 hESC 的培养主要采用小鼠胚胎成纤维细胞（MEF）作为滋养层细胞。MEF 完全铺展后，细胞呈有序、放射状排列。MEF 培养时要保持较高的接种密度，当接种密度＜20% 时，其生长缓慢；当接种密度＞40% 时，其生长较为迅速，一般 2～3 天密度可达到 90% 左右，这时应及时传代或冻存。

MEF 原代培养时，细胞较为混杂，除成纤维样细胞外，还有神经细胞、心肌细胞等。培养液用 DMEM+10% 胎牛血清即可，不需再添加生长因子，防止培养液营养成分过高，促进杂细胞生长。MEF 要经过 γ 射线或 X 线照射处理，以抑制其有丝分裂，从而防止其与 hESC 竞争营养和生长空间。一般采用 50Gy γ 射线剂量处理 MEF，可以充分抑制其有丝分裂（图 2-1）。

二、实验材料

1. 实验动物　胚胎期 13.5 天 CF1 孕鼠。

2. 实验试剂　乙醇，DMEM 培养基，胎牛血清，非必需氨基酸，磷酸盐缓冲液（PBS），胰蛋白酶，二甲基亚砜（DMSO），明胶。

3. 溶液的配制

（1）MEF 培养液：DMEM 485ml，10% 胎牛血清 10ml，非必需氨基酸 5ml。

（2）0.05% 胰酶：称取 0.4g KCl，0.06g KH_2PO_4，8g NaCl，0.35g $NaHCO_3$，0.048g Na_2HPO_4 和 1g 葡萄糖，溶于 700ml 双蒸水中，调整 pH 至 7.4。然后加 1.4ml pH 为 8.0 的 0.5mol/L EDTA，0.5g 胰蛋白酶，混匀，定容至 1L。混匀后 0.22μm 滤膜过滤，分

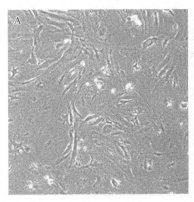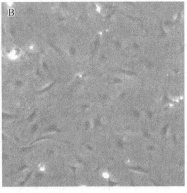

图 2-1 原代及 γ 射线辐照过的 MEF 形态图

A. 小鼠胚胎由来的原代成纤维细胞形态图；B. 50Gy γ 射线剂量处理过的小鼠胚胎成纤维细胞，种在 6 孔板的合
适密度为 0.75×10^5 cells/ml，用于培养 hESC

装于 4℃保存待用。

4. 实验耗材 离心管，10cm 培养皿，冻存管，T75 培养瓶，移液管。

5. 实验器械 眼科剪，镊子，移液器。

6. 实验仪器 超净工作台，培养箱，X 线照射辐照仪。

三、实验方法

小鼠胚胎成纤维细胞（MEF）的制备

（1）提前购买 CF1 孕鼠，在动物房进行繁殖获得性成熟的雌小鼠和雄小鼠。

（2）晚上将 2 只雌小鼠与 1 只雄小鼠合笼，第 2 天早上检查阴栓，将有阴栓的雌鼠放到新的鼠笼里饲养，再过 13 天就可以取这只孕鼠制备 MEF。

（3）提前准备 MEF 制备过程的培养液、培养皿和手术器械。手术器械要高压灭菌，经烘箱烘干后，放到超净台备用。

（4）将第 13.5 天的孕鼠从动物房拿到实验室，麻醉后颈椎脱臼处死，将其在 75% 的乙醇中浸泡 2 分钟。

（5）将乙醇浸泡过的小鼠转移到细胞房的超净台中，用剪刀将腹部剖开，会看到串珠状的子宫，取出两侧子宫，放到 10cm 培养皿里，用 10ml 的 PBS 清洗一遍子宫，接着转移到新的 10cm 培养皿里。

（6）用新的镊子和剪刀一个接一个地取出胎鼠，去掉羊膜后，将胎鼠转移到新的 10cm 培养皿里，用 10ml PBS 清洗胎鼠，然后用新的无菌剪刀去除胎鼠头和内脏。将剩下的躯干转移到新的 10cm 培养皿里，然后用剪刀将躯干剪成大块，加入 3ml 预热的 0.05% 胰酶，继续剪成很小的碎块，补加 7ml 的 0.05% 胰酶后，在 37℃培养箱消化 25 分钟。

（7）将小碎块转移到 50ml 离心管中，加入 20ml MEF 培养液终止消化反应，用 10ml 移液管反复吹打到看不到明显的组织团块。1.5级胚胎的细胞接种到一个 T75 细胞培养瓶中，补加含有双抗的 MEF 培养液 12ml，混合均匀后放入培养箱中培养。

（8）连续培养 2 天，检测是否有支原体污染，如果没有支原体污染，将 MEF 消化后冻存。一个 T75 细胞培养瓶的 MEF 冻三个冻存管，液氮保存。

（9）滋养层细胞的制备。将冻存后的原代 MEF 复苏后，MEF 连续扩增两代，收 P2 或 P3 代的 MEF 经 X 线照射（总辐射剂量 50Gy）使其失去增值能力，将辐照过的 MEF 以合适的密度铺到 0.1% 明胶包被过的 6 孔板里，待细胞完全展开，就可以作为滋养层细胞来培养胚胎干细胞。

四、注意事项

1. 制备 MEF 应采用 E13.5 天的 CF1 品系孕鼠。

2. MEF 生长应保持较高的接种密度，一般接种密度为 40% 左右。

3. MEF 要经过 γ 射线或 X 线照射处理抑制有丝分裂后才能用于培养 hESC。

第二节　人胚胎干细胞的培养和多能性的鉴定

摘　　要

人胚胎干细胞（hESC）来源于早期胚胎的囊胚内细胞团（inner cell mass，ICM），是一种在体外无限增殖并具有多种分化潜能的细胞类型。hESC 具有多能性，在一定培养条件下可以分化成三胚层：外胚层、中胚层和内胚层。汤姆孙（Thomson）等在 1998 年首次成功构建了 hESC 系，他们从临床上获得体外受精的早期胚胎，将其培养到囊胚期，分离出具有 14 个细胞的内细胞团，在一定培养条件下，获得 hESC。hESC 的建立使科研人员能在体外研究人发育事件，打破了只能通过人胚胎切片和其他模式动物的对比研究来获得人发育知识的限制。通过 hESC 的体外定向分化，可以获得特定类型的细胞，用于疾病机制的研究、细胞治疗和药物筛选。本节主要介绍 hESC 的培养和多能性鉴定的实验方法及其注意事项。

一、引言

hESC 的细胞形态表现为具有较高的细胞核浆比例、有明显的核仁。胚胎干细胞具有多能性特点，其多能性的鉴定方法主要包括：在体外能不断地自我更新、增殖，并维持干细胞特性；能分别在体外特定培养环境中向外、中、内三胚层的细胞分化；能嵌合入生殖细胞形成嵌合体；能在体内形成具有三种胚层的畸胎瘤。

hESC 干性的鉴定包括：①碱性磷酸酶的染色鉴定。碱性磷酸酶是一种单酯磷酸水解酶，它能在碱性条件下水解磷酸单酯，释放出磷酸。碱性磷酸酶在未分化的 hESC 中高表达，而在分化的细胞中表达很弱或不表达，因此，碱性磷酸酶可用于鉴定 hESC 是否分化。②胚胎阶段特异性表面抗原（stage-specific embryonic antigen，SSEA）的染色鉴定（图 2-2）。SSEA 是一种糖蛋白，表达于胚胎发育早期，在未分化的 hESC 中高表达，可以作为其多能性的标志。hESC 中特异表达 SSEA-3 和 SSEA-4，可以作为鉴定 hESC 是否发生分化的分子标志。③除细胞表面标志物外，转录因子同样在维持 hESC 多能性方面发挥重要作用，可以作为 hESC 是否具有多能性的主要标志。如 OCT4、NANOG、SOX2、KLF4、LEFTY1 等转录因子，在 hESC

中高表达；随着细胞的分化，其表达量逐渐下调。

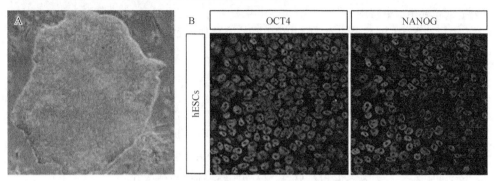

图 2-2　hESC 克隆形态及免疫荧光染色鉴定图
A. hESC 克隆形态；B. hESC 多能性转录因子 OCT4、NANOG 染色

二、实验材料

1. 实验细胞　hESC，MEF

2. 实验试剂　明胶，DMEM，DMEM/F12，血清替代物（KOSR），GlutaMAX^{TM}，碱性成纤维细胞生长因子（bFGF），分散酶Ⅱ，β-巯基乙醇，非必需氨基酸，胎牛血清，多聚甲醛，驴血清，Triton-X 100，免疫荧光抗体，二抗，PBS，Hoechst33258，封片剂。

3. 溶液的配制

（1）MEF 培养液：DMEM 485ml，10% 胎牛血清 10ml，非必需氨基酸 5ml。

（2）hESC 培养基：DMEM/F12 500ml，KOSR 125ml，非必需氨基酸 6.25ml，GlutaMAX^{TM} 3.125ml，β-巯基乙醇 4.5μl，用 0.22μm 的滤膜进行过滤后，4℃保存。

（3）分散酶Ⅱ：75U 的分散酶Ⅱ溶解到 50ml 的 DMEM/12（1 ：1）培养基中，然后使用 0.22μm 的滤膜进行过滤之后，4℃保存。

（4）bFGF：bFGF 粉末溶解在 hESC 培养基中，终浓度为 10μg/ml，分装后，于 –80℃保存，使用时的稀释比例为 1 ：2500。

（5）明胶包被液：将 0.8g 明胶溶于 800ml 双蒸水中，高压灭菌后室温保存。

（6）4% 多聚甲醛固定液

A 液：21.8g Na$_2$HPO$_4$，6.4g NaH$_2$PO$_4$，加入定容至 1L。

B 液：4g PFA 加 50ml 水，加热至 60℃，并加入适量 NaOH 促进溶解。

然后把 A 液和 B 液 1 ：1 混合，过滤后 4℃保存。

4. 实验耗材　离心管，6 孔板，盖玻片，载玻片，移液管。

5. 实验器械　移液器。

6. 实验仪器　液氮罐，恒温水浴锅，超净工作台，培养箱，离心机。

三、实验方法

1. hESC 的培养

（1）小鼠胚胎成纤维细胞（MEF）的准备。MEF 的培养液里含有 10% 的胎牛血清，会影响 hESC 培养，所以要吸掉 6 孔板中的培养液，然后用 2ml 的 DMEM/F12

洗一次 MEF 细胞，接着加入 2ml 含有 bFGF（4 ng/ml）的 hESC 培养液，放入 37℃ 恒温 CO_2 培养箱中待用。

（2）准备 10ml 不含 bFGF 的 hESC 培养液并加入到 15ml 离心管中，用于洗去细胞冻存液里的二甲基亚砜。

（3）戴上护目镜，从液氮罐中迅速取出想要的细胞，然后在 37℃ 水浴锅中迅速地、小心地通过左右摇晃解冻细胞。

（4）用 1ml 移液器将解冻的细胞转移到步骤（2）的离心管里。

（5）以 1100r/min 的速度离心 1 分钟，然后小心地去除上清液，用 0.5ml 含有 bFGF（4ng/ml）的 hESC 培养液重悬细胞，最后将细胞接种到步骤（1）中准备好的滋养层细胞上，十字交叉混匀，放到 37℃ 恒温 CO_2 培养箱培养。

（6）复苏的细胞培养过夜后，第 2 天早上换掉全部的培养液。换液时，轻轻摇动 6 孔板，将细胞碎片及没有存活的死细胞去除掉，然后加入 2.5ml 含有 bFGF（4ng/ml）的 hESC 培养液。后续每天换液时，保留 0.5ml 培养液，同时补加 2ml 含有 bFGF（4ng/ml）的 hESC 培养液。

（7）连续培养 5 天左右，hESC 克隆已经长到足够大，这时候通过酶消化结合机械吹打进行传代。吸掉全部的培养液，然后用 2ml 预热的 DMEM/F12 洗去培养液中的血清后，加入 1ml 预热的分散酶 II 消化液，放入 37℃ 恒温 CO_2 培养箱消化 3 ～ 5 分钟，至大部分的克隆边缘刚刚卷起，吸掉分散酶 II 消化液，接着轻轻地从 6 孔板的侧壁加入 2ml 预热的 DMEM/F12 洗掉残留的分散酶 II 消化液。

（8）接着向每个孔里加入 2ml hESC 培养液终止酶的消化，然后用 10ml 移液管吸取 4ml hESC 培养液，抵着 6 孔板的底部进行划线，横着划 5 次，竖着划 5 次，这样将整个孔里连成一个整体的细胞进行分块，方便后面用 10ml 移液管反复机械地吹打，获得大小相似的细胞团块。

（9）用 10ml 移液管将机械分割后的 hESC 克隆吹起来，并转移到 50ml 离心管中，先用 10ml 移液管将细胞团块吹打均匀，接着吸起所有的细胞团块抵着 50ml 离心管底部进行吹打，直至获得大小约为 100μm 的均匀细胞团块。通常 6 孔板中一个孔的细胞能以 1 ∶ 6 比例进行传代。将所需的团块转移到 15ml 离心管中。

（10）以 1100r/min 的速度离心 1 分钟，然后小心地去除上清液，用 0.5ml 含有 bFGF（4ng/ml）的 hESC 培养液重悬细胞，最后将细胞团块接种到准备好的滋养层细胞上，十字交叉混匀，放到 37℃ 恒温 CO_2 培养箱培养。

（11）传代细胞培养过夜后，第 2 天早上换掉全部的培养液，换液时，轻轻摇动 6 孔板，将细胞碎片及没有存活的死细胞去除掉，然后加入 2.5ml 含有 bFGF（4ng/ml）的 hESC 培养液。后续每天换液时，保留 0.5ml 培养液，同时补加 2ml 含有 bFGF（4ng/ml）的 hESC 培养液。

2. hESC 多能性的鉴定　鉴定方法：转录因子 OCT4、NANOG 的免疫荧光染色。

（1）提前将 hESC 种到盖玻片上，培养 3 天。

（2）用移液器吸走培养液，然后加入 200μl PBS 洗 2 遍。一定要用移液器吸，防止倒掉盖玻片。

（3）固定：每个盖玻片上加入 100μl 4% 多聚甲醛固定液，固定 10 分钟，使蛋白交联，不可过久以免影响抗原抗体结合。

（4）加入 200μl PBS 洗 2 次。

（5）穿膜及封闭：用驴血清和 Triton-X 100 配制穿膜封闭液（终浓度 10% 的驴血清和 0.1% 的 Triton-X 100）穿膜及封闭 1 小时。

（6）抗体孵育：用 PBS 和穿膜封闭液 1：1 混合成抗体稀释液，然后加入适量抗体，混合均匀，然后取 75μl 的抗体稀释液加到盖玻片上，4℃冰箱孵育过夜。

（7）PBS 洗 2 次。

（8）孵育二抗：加入相应的二抗，用 PBS 稀释，每个盖玻片上加入 100μl，避光孵育 1 小时。

（9）PBS 洗 2 次。

（10）染核：二抗清洗完毕后，用 PBS 按 1：1000 的比例稀释 Hoechst 33258，染核 5 分钟。

（11）PBS 洗 2 次。

（12）固定：准备载玻片，在载玻片上滴封片剂，取出盖玻片，PBS 洗一下，倒扣（有细胞的一面朝下），慢慢放下尽量减少气泡，4℃晾干。

四、注意事项

1. hESC 以克隆形式生长，传代时不能将其消化成单细胞。

2. hESC 传代时间为每 5 天传代 1 次，时间太久易分化。

3. bFGF 易分解，应换液时现加。

4. hESC 需要每天换液，并补充新的 bFGF。

5. 免疫荧光染色时，二抗要避光。

第三节　皮肤成纤维细胞体外重编程生成诱导
多能干细胞

摘　　要

胚胎干细胞起源于哺乳动物胚胎发育早期的内细胞团，这类细胞具有无限增殖的能力，保持了多向分化潜能，体外经过诱导可以分化为三胚层细胞，可用于多种疾病的细胞移植治疗，如帕金森病、脊髓损伤和糖尿病等。然而胚胎干细胞的广泛应用却面临着诸多困难，如使用人类胚胎时存在伦理挑战，患者进行细胞移植后机体发生免疫排斥反应等。为了解决上述问题，科学家们希望通过体外培养患者自身终末分化的成体细胞，如外周血细胞和皮肤成纤维细胞，将其诱导为功能类似于胚胎干细胞的细胞类型，即诱导多能干细胞（induced pluripotent stem cell，iPSC），以规避自身免疫和伦理问题。有研究表明，在成体细胞内诱导过表达 4 种转录因子

Oct3/4、Sox2、c-Myc 和 Klf4，可以将成体细胞诱导为多能干细胞，诱导多能干细胞在形态和分化潜能上类似于胚胎干细胞，诱导的过程称为体细胞的重编程。本节主要介绍皮肤成纤维细胞体外诱导为多能干细胞的实验方法及注意事项。

一、引言

2006 年，山中伸弥教授在国际期刊《细胞》上发表文章，指出在小鼠体细胞内表达 4 种转录因子能使成体细胞诱导为多能干细胞，形态上，这类多能干细胞和胚胎干细胞相同，且具有相同的多能性分子标志物，功能上，通过对多能干细胞的多能性进行一系列验证，证明这类细胞具有三胚层分化潜能，因此此类多能干细胞被命名为诱导多能干细胞，4 种转录因子分别是 Oct3/4、Sox2、c-Myc 和 Klf4。2007 年，山中伸弥教授再次在《细胞》上发表文章，指出在人的成纤维细胞中，表达相同的 4 种小分子，可得到人的诱导多能干细胞，说明了该方法的普适性。本实验包含人的成纤维细胞的获取和诱导多能干细胞的诱导，可为人类干细胞研究提供理论基础和技术指导。

二、实验材料

1. 实验细胞 皮肤成纤维细胞，MEF。

2. 实验试剂 75% 乙醇，PBS，明胶，胰酶，DMEM，胎牛血清，DMEM/F12，KOSR，非必需氨基酸，GlutaMAX^{TM}，β- 巯基乙醇，bFGF，分散酶Ⅱ，双蒸水，青霉素 / 链霉素，iPS 2.0 仙台病毒重编程试剂盒。

3. 溶液的配制

（1）MEF 培养液：DMEM 485ml，10% 胎牛血清 10ml，非必需氨基酸 5ml。培养皮肤成纤维细胞前，加入 1% 的青霉素 / 链霉素，防止细菌污染。

（2）诱导多能干细胞培养基：包含 80% DMEM/F12，20% KOSR，0.5% GlutaMAX^{TM}，1% 非必需氨基酸，0.1mmol/L β- 巯基乙醇。使用前加入终浓度为 4ng/ml 的 bFGF，现用现加。

（3）0.1% 明胶溶液：称取 0.8g 明胶，溶解到 800ml 双蒸水中，高压灭菌处理待用。

4. 实验耗材 移液器，离心管，10cm 培养皿，6 孔板。

5. 实验器械 镊子，剪刀。

6. 实验仪器 超净工作台，光学显微镜，血细胞计数板，恒温水浴锅，培养箱，离心机，干热灭菌仪，X 射线辐照仪，高压蒸汽灭菌锅。

三、实验方法

1. 成纤维细胞的制备

（1）超净台使用前，紫外线灭菌 30 分钟，灭菌 30 分钟之后，打开风机。相关培养基和酶放在 37℃的恒温水浴锅中提前 15 分钟预热。

（2）实验开始前，使用 75% 乙醇浸泡剪刀、镊子，后续使用时借助于干热灭菌器。干热法灭菌，在无菌的超净台中晾至室温备用，防止高温触碰组织，使细胞死亡。

（3）已获取伦理批件的胚胎外表喷 75% 乙醇消毒后，转移至无菌超净台操作。

（4）1×PBS 浸湿表面，用镊子撕开胎背表皮，取绿豆大小的皮下组织置于

10cm 培养皿中，滴加 500μl PBS，剪刀剪碎组织 10 ～ 20 次，该过程为机械分离，使组织接触酶的比表面积增大，有利于后续的胰酶消化反应。

（5）加入 2 ～ 3ml 胰酶（质量分数为 0.05%），放置在 37℃的细胞培养箱中消化 15 分钟。

（6）使用 10ml 的移液管吸取 10ml 成纤维细胞培养基加入消化好的细胞中，终止胰酶的消化作用，使用移液器上下吹打均匀，并将培养基和细胞一起收集到 15ml 的离心管中，找一只空的含有 10ml 水的 15ml 离心管进行配平，转速 2500r/min，离心 1.5 分钟。

（7）使用移液器将上清液吸走弃去，保留细胞沉淀。

（8）使用 12ml 成纤维细胞培养基重悬细胞沉淀，在 15ml 离心管中上下吹打 3 ～ 5 次，均匀地铺在 6 孔板中，每个孔 2ml 细胞悬液。

（9）水平摇晃均匀，放入细胞培养箱，次日在显微镜下观察有无细胞贴下。

（10）隔天换液，使用移液管吸走培养基，补充 2ml 成纤维细胞培养基。

（11）待细胞密度长至 90% 左右时，进行传代。

（12）传代：使用移液管吸走培养基，加入 1ml 胰酶，润洗一遍细胞表面，用移液管吸走弃掉，再加入 1ml 胰酶浸湿表面，用移液管吸走弃掉，放在 37℃细胞培养箱中，消化 3 分钟。

（13）12ml 成纤维细胞培养基悬起 6 孔板中的 6 个孔的细胞，吹打均匀后，按照（1 ∶ 3）～（1 ∶ 10）的稀释比例铺在 6 孔板中，每个孔 2ml 培养基进行培养和扩增。

2. 成纤维细胞重编程为诱导多能干细胞

（1）传代时，成纤维细胞被胰酶消化为单细胞后，计数，6 孔板中每个孔铺 2×10^5 ～ 3×10^5 个细胞，加 2ml 成纤维细胞培养基。

（2）2 天后，细胞密度 50% ～ 80%。取其中一个孔，使用胰酶消化为单个细胞，用血细胞计数板计数，推测要感染的那个孔的细胞数量。

（3）按照试剂盒的使用说明书确定每种病毒体积，−80℃取出病毒并在冰上融化后，将仙台病毒加入到 6 孔板中的一个孔中，感染成纤维细胞。

（4）加入仙台病毒 24 小时后，用移液管吸去培养液，换为新鲜的成纤维细胞培养基，隔天换液。

（5）培养约 5 天后，细胞准备传代。传代前 1 天，6 孔板被 0.1% 的明胶处理约 10min，并用 X 线辐射过的小鼠胚胎成纤维细胞进行包被，备用。

（6）传代时，移液管吸去培养液，加入 1ml 胰酶，润洗一次，再加入 1ml 胰酶，浸润表面，移液管吸去胰酶，放在 37℃的细胞培养箱中消化 3 分钟。

（7）10ml 成纤维细胞培养基吹打细胞为单细胞混浊液。

（8）将细胞离心，离心机转速为 200g 离心 4 分钟，之后移液器吸去上清液，留下细胞沉淀，使用 5ml 成纤维细胞培养基重悬细胞沉淀，并用血细胞计数板计算细胞的密度。

（9）按照每个 6 孔板 5×10^2 ～ 5×10^4 的细胞密度，用成纤维细胞培养基稀释上述细胞悬液，加入事先准备好的用小鼠胚胎成纤维细胞包被的 6 孔板中。

（10）24 小时后，移液器吸去培养基，加入诱导多能干细胞培养基，使用时加入新鲜的 bFGF（4ng/ml）。

（11）每天换液，用移液器从 6 孔板中吸走约 2ml 的培养液，再补充 2ml 新鲜的诱导多能干细胞培养基，使用时加入新鲜的 bFGF（4ng/ml）。

（12）直到出现边缘清晰的圆形多能干细胞克隆，准备用 200μl 的移液器枪头挑出，挑出前一天准备好用小鼠成纤维细胞包被的 6 孔板。

（13）挑取诱导多能干细胞克隆。使用 200μl 的移液器枪头将克隆轻轻刮出，吹打进 6 孔板的一个孔中。

（14）每天换液，长满后传代，扩大培养，即为一株稳定的诱导多能干细胞系，便于后续使用。

3. 诱导多能干细胞的传代（图 2-3）

（1）诱导多能干细胞一般 4 ～ 6 天传一代，传代前准备好小鼠成纤维细胞包被的 6 孔板。

（2）小鼠成纤维细胞包被的 6 孔板处理：使用移液器吸去培养基，每孔加入 2ml DMEM/F12，润洗一次后，使用移液器吸走弃去 DMEM/F12，每孔加入 1ml 含 4ng/ml bFGF 的诱导多能干细胞培养基，放到 37℃培养箱内备用。

（3）诱导多能干细胞的传代：使用移液器吸走弃去细胞培养基，每孔加入 2ml DMEM/F12 润洗一次，吸走弃去 DMEM/F12，加入 1ml 37℃预热的分散酶Ⅱ，放在 37℃的细胞培养箱中，消化 3 分钟。

（4）在显微镜下观察克隆边缘卷起后，用移液器吸走弃去分散酶Ⅱ，加入 2ml DMEM/F12，润洗一次，并吸走弃去 DMEM/F12。

（5）加入 5ml 诱导多能干细胞培养基，采用十字划线法吹打干细胞，使之变成均匀的小团块。

（6）使用移液器将小团块细胞和培养基收集到 15ml 离心管中，离心机转速设置为 1100r/min，离心 1 分钟。

（7）使用移液器吸去上清保留细胞沉淀，按照（1∶6）～（1∶10）的比例用诱导多能干细胞培养基将细胞沉淀稀释，并将细胞传到事先准备好的铺有小鼠成纤维细胞包被的 6 孔板中。

（8）每天换液，约 5 天细胞长满后进行下一次传代。

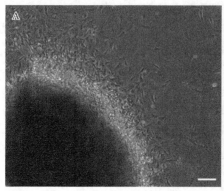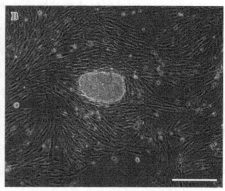

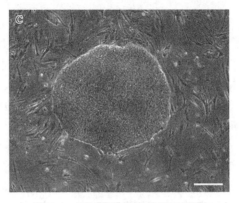

图 2-3 体细胞和诱导多能干细胞

A. 成纤维细胞在 4 倍显微镜下的明视野图；B. 正在重编程中的诱导多能干细胞克隆；C. 稳定传代后的诱导多能干
细胞克隆。标尺：250μm

四、注意事项

1. 加入病毒步骤中，–80℃取出病毒，室温下解冻化开，立刻放于冰上。提前计算好病毒和培养液的体积，轻轻吹打预混，保证病毒和培养液充分混匀。5 分钟内完成感染病毒步骤。将铺有成纤维细胞的 6 孔板中培养液吸掉，加入预混好的病毒培养液，放入 37℃，5%CO_2 的细胞培养箱。

2. 在将诱导中的成纤维细胞传到有小鼠成纤维细胞包被的 6 孔板中时，可以按照多个密度梯度进行传代，防止诱导的多能干细胞系克隆出现的密度过高或过低。

第四节　基于规律性重复短回文序列簇（CRISPR/Cas9）系统构建人胚胎干细胞基因编辑细胞系

摘　　要

　　人胚胎干细胞（hESC）因其能够在体外培养条件下进行自我更新，并且具有分化至三胚层细胞谱系的能力，故成为基因编辑的热点靶细胞。然而，hESC 基因的保守性一度成为其基因编辑的难点。近来，随着 CRISPR/Cas9 系统的开发和优化，获得高效、精准的基因编辑的 hESC 系成为可能，拓宽了 hESC 的研究领域与应用转化，科学的基因编辑方案和规范的操作流程，是 hESC 研究领域的核心技术。本节以设计 sgRNA、构建供体质粒 hAAVS1-Pur-CAG-EGFP（RRID：Addgene_80945）、构建稳定表达绿色荧光蛋白（green fluorescent protein，GFP）基因和嘌呤霉素抗性（puromycin resistance，PuroR）基因的 hESC 工具细胞系为例，介绍了利用 CRISPR/Cas9 系统进行基因元件构建的策略、利用电穿孔法向 hESC 引入外源基因的步骤、hESC 工具细胞系的筛选和鉴定方案及其注意事项。

一、引言

CRISPR/Cas 系统是原核生物的天然免疫系统。科学家发现原核生物能够利用该系统提取外源病毒的遗传信息，将遗传物质整合在自身基因组的 CRISPR 序列中，最后通过 Cas 核酸酶精准地降解病毒 DNA，防御外源病毒入侵。在该系统中 guide RNA 能够通过碱基互补配对的方式指导 Cas9 核酸酶在目标 DNA 的特定位置引起双链断裂。目前已在哺乳动物（人、小鼠）细胞中利用 CRISPR/Cas9 系统实现了高效、精准的基因编辑。

通过定点整合策略构建的 hESC 工具细胞系具有极好的同质性，其蛋白表达水平、分化能力在不同批次、不同世代的细胞株 / 系之间具有稳定、可重复的优点。通过选择合适的基因靶点、设计同源臂序列，即可达到定点整合外源基因的目的。采用定点整合策略构建的 hESC 工具细胞系，能够直接在 DNA 水平上进行初步筛选和鉴定，大大节省了实验材料、缩短了实验周期、提高了实验效率。此外，定点整合策略在后续的步骤中能够保留剔除或替换工具细胞系抗性基因的可行性。

电穿孔法作为向细胞内引入外源基因的物理转染方法，在 hESC 的严苛培养条件和干细胞生理状态的限制下，具有转染效率高、重复性好、无细胞毒性的优点，是进行 hESC 工具细胞系构建的理想转染方法。

二、实验材料

1.实验细胞 hESC，HEK293FT，MEF，DH5α 感受态大肠埃希菌。

2.实验试剂 限制性 DNA 内切酶试剂盒，载体骨架，DNA 连接酶试剂盒，LB 培养基，琼脂，抗生素，质粒提取试剂盒，DNA 纯化回收试剂盒，磷酸钙转染试剂盒，基因组提取扩增试剂盒，PBS，电穿孔缓冲液，KOSR，胎牛血清，ROCK 抑制剂（Y-27632），bFGF，人胚胎干细胞培养基，0.05% 胰酶溶液（含 EDTA），DMEM，DMEM/F12，GlutaMAX™，非必需氨基酸，β- 巯基乙醇，双蒸水，小鼠成纤维细胞培养基，明胶。

3.溶液的配置

（1）MEF 培养液：DMEM 485ml，10% 胎牛血清 10ml，非必需氨基酸 5ml。

（2）hESC 培养基：DMEM/F12 500ml，KOSR 125ml，非必需氨基酸 6.25ml，GlutaMAX™ 3.125ml，β- 巯基乙醇 4.5μl，用 0.22μm 的滤膜进行过滤后，4℃保存。

4.实验耗材 微量移液器吸头，移液管，离心管，细菌培养皿 / 板，细胞培养皿 / 板，电极间距为 0.4cm 的电击杯。

5.实验器械 锥形瓶，手术刀，冰盒，微量移液器，巴氏管。

6.实验仪器 普通 PCR 仪，微波炉，电子天平，水平电泳槽和电泳仪，凝胶成像分析仪，普通离心机，微量分光光度计，干式恒温浴，恒温水浴锅，带标头的荧光显微镜，电穿孔系统，恒温摇床，生物安全柜，真空安全吸液器，CO_2 培养箱，分子杂交箱 - 紫外交联仪，倒置荧光显微镜。

三、实验方法

1. 设计 sgRNA 并检验效率

（1）分析基因编辑位点的信息，综合考虑该基因的 mRNA 结构和转录情况、编码区序列和蛋白表达情况，在基因组上确定可用于基因编辑的区域。区域选择的原则是非多基因共用的重叠区域。在本例中，通过查阅文献可知，位于人染色体 19q13.42 的 hAAVS1 位点，定位于 PPP1R12C 基因的第 1 个内含子（共 4428bp）中，且已被证实是一个进行基因编辑的安全港。即该位点允许高效、稳定地整合外源基因的同时，不会影响 PPP1R12C 基因正确表达人源全长重组蛋白 P01，不会影响其他内源基因的表达。故可以将 sgRNA 靶向的区域初步定位到这个区域。

（2）使用数据库设计 sgRNA，在（1）选出的区域中选择最合适的 sgRNA 互补配对位点，原则是 sgRNA 的长度需为 19 ～ 22nt，不应含有高 GC 结构、重复结构、回文结构。本例在设计 gRNA 时，使用了 Cas-Designer 数据库。根据数据库的输入要求，在 PPP1R12C 基因的第 1 个内含子（共 4428bp）中首先选择了第 1 ～ 1000 位碱基进行 sgRNA 搜索，规定除去 PAM 的 sgRNA 序列长度为 19nt。根据搜索结果中 Out-of-frame 得分（基于 Doench 算法）的排序和数据库帮助文档，选择得分最高的前 2 个 RGEN Target 作为备选 sgRNA。然后以同样的方法对全部 4428bp 进行 sgRNA 搜索和得分排序，选出得分最高的前 3 个 RGEN Target 作为设计的 sgRNA。

除了利用数据库进行 sgRNA 设计外，也通过查阅文献得知质粒 gRNA_AAVS1-T2（RRID: Addgene_41818）所包含的 sgRNA 靶向序列用于 hAAVS1 的基因编辑已被学界广泛认可。

（3）在本例中使用

F-GGACGAAACACCG（N19）GTTTTAGAGCTA

R-CTTTGTGGC（N19）CAAAATCTCGATCTTT

为引物，合成根据以上原则设计的 sgRNA。其中（N19）代表的碱基序列即长度为 19nt 的 sgRNA 序列。

（4）分别用 BBS I 酶切 sgRNA 和载体骨架。再用 T4 DNA 连接酶将包含互补 sgRNA 序列的 DNA 合成产物连接在载体骨架的 U6 启动子和 SP6 启动子之间，获得连接产物。

（5）通过热激法将连接产物转化进 DH5α 感受态大肠埃希菌。利用平板划线接种法，将复苏后的菌液接种至含有 50μg/ml 卡那霉素的 LB 培养基平板上，在 37℃ 培养 12 ～ 16 小时。

（6）将细菌培养皿中的单克隆分离挑至含有 50μg/ml 卡那霉素的 LB 培养基中，摇菌 12 ～ 16 小时，获得可用于一代测序和质粒抽提的菌液样本。

（7）用通用测序引物 T7 对样本进行一代测序，获得符合 sgRNA 设计序列的质粒。

（8）利用质粒 DNA 提取试剂盒提取获得细胞培养级的 sgRNA 质粒。

（9）使用磷酸钙转染试剂盒，将构建好的 sgRNA 质粒引入 HEK293FT 细胞中。

（10）48 小时后用酚 - 氯仿法提取 HEK293FT 基因组，设计 PCR 引物，扩增得到包含 sgRNA 靶向序列的长度为 500 ～ 1000bp 的 PCR 产物。

（11）取 PCR 产物进行一代测序，根据测序结果选择效率最高的 sgRNA 备用。在 sgRNA 互补配对序列附近出现的套峰越多，sgRNA 效率越高（图 2-4）。

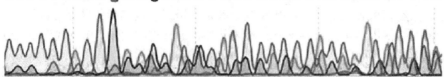

图 2-4　套峰示意图
SMAD3 基因敲除位点经一代测序出现套峰

（12）根据以上步骤和原则筛选出在本例中用于细胞系构建的 gRNA 质粒，为 gRNA_AAVS1-T2（RRID：Addgene_41818）。

2. 设计和构建供体质粒

（1）根据 PAM 序列找到 Cas9 可能的切割位点，从该位点出发，向上游和下游分别选择 600 ～ 800bp 作为同源整合的同源臂序列。

（2）根据实验需求选择除绿色荧光蛋白与蛋白质编码区之外需要的基因元件，综合考虑元件作用、转录、剪接、翻译、表达，将设计元件拼合成符合实验需求的完整序列，构建在同源臂之间，绘制质粒的完成图谱（图 2-4）。在本例中重复了 hAAVS1-Pur-CAG-EGFP（RRID：Addgene_80945）的构建过程。

（3）通过 DNA 从头合成、酶切、PCR 等方法，获得需要的基因元件。在本例中需要的基因元件为 CAG 启动子、EGFP 序列、WPRE 元件和 hGH PolyA。其中，CAG 启动子、hGH PolyA 元件存在于 AAVS1-CAG-hrGFP（RRID：Addgene_52344），WPRE 元件通过酶切获得，EGFP 序列通过已知模板和 PCR 引物

　　EGFP-F-GGCTTCTGGCGTGTGACCGGC

　　EGFP-R-ACGCGTTCATTACTTGTACAGCTC

扩增获得。

（4）灵活运用 DNA 酶切和连接的方法，将所需的元件拼合成含有完整供体质粒的连接产物。在本例中，使用 SalI 和 MluI 消化 EGFP PCR 产物和 AAVS1-CAG-hrGFP（RRID：Addgene_52344），通过 T4 DNA 连接酶将 hrGFP 替换为 EGFP，获得连接产物。

（5）通过热激法将连接产物转化进 DH5α 感受态大肠埃希菌。利用平板划线接种法，将复苏后的菌液接种至含有 50μg/ml 氨苄青霉素的 LB 培养基平板上，在 37℃培养 12 ～ 16 小时。

（6）将细菌培养皿中的单克隆分离挑至含有 50μg/ml 氨苄青霉素的 LB 培养基中，摇菌 3 ～ 5 小时，获得可用于 PCR 的单克隆菌液样本。然后以单克隆菌液为模板，使用 PCR 引物

　　EGFP-F-GGCTTCTGGCGTGTGACCGGC

　　EXFP-R-GTCTTGTAGTTGCCGTCGTC

进行 PCR 检测。

（7）用凝胶成像分析仪分析 PCR 产物电泳结果。对于鉴定为条带正确的泳道，取其 PCR 产物，用测序引物

EGFP-F-GGCTTCTGGCGTGTGACCGGC

WPRE-R-CATAGCGTAAAAGGAGCAACA

进行一代测序。

测序引物选择的原则是使测序结果能够覆盖全部经质粒构建步骤影响的 DNA 区域。在本例中，获得符合设计序列的质粒，为 hAAVS1-Pur-CAG-EGFP（RRID：Addgene_80945）。

3. 电穿孔法引入外源基因

（1）吸掉人胚胎干细胞的培养基，加入含有 4ng/ml bFGF，10μmol/L Y-27632 的新鲜人胚胎干细胞培养基，预处理 3 小时。预热人胚胎干细胞培养基，0.05% 胰酶，DMEM/F12。预混需要引入细胞的质粒（每 10^6 个细胞需要 5μg gRNA_AAVS1-T2 plasmid #41818，5μg Cas9，30μg AAVS1-Pur-CAG-EGFP Plasmid #80945）。

（2）更换准备好的饲养层细胞培养基。换液时，先吸掉全部的 MEF 培养基，再用 2ml DMEM/F12 洗去培养基中的血清，最后每孔加入含有 10μmol/L Y-27632 和 4ng/ml bFGF 的 2ml 人胚胎干细胞培养基，放入 37℃恒温 CO_2 培养箱备用。

（3）吸掉全部的人胚胎干细胞培养基；加入 1ml 0.05% 胰酶洗去培养基中的 KOSR；加入 1ml 0.05% 胰酶，放入 37℃恒温 CO_2 培养箱消化 2 分钟后取出；吸掉全部 0.05% 胰酶，加入 1ml 人胚胎干细胞培养基终止消化。

（4）加入 4ml DMEM/F12，使用移液器轻吹人胚胎干细胞至获得含有人胚胎干细胞单细胞的悬液。

（5）将悬液以 700r/min 的速度离心 30s，转移人胚胎干细胞单细胞悬液上清至新的离心管，弃 MEF 团块沉淀。

（6）收集人胚胎干细胞单细胞。将人胚胎干细胞的单细胞悬液以 2500r/min 的速度离心 2min。弃上清液。

（7）用 5ml PBS 重悬人胚胎干细胞单细胞沉淀至单细胞悬液，重复（6）。

（8）用 200μl 电穿孔缓冲液重悬人胚胎干细胞单细胞沉淀至单细胞悬液，加入质粒，混匀后加入 0.4cm 间距的电击杯，置于冰上预冷 3 分钟。

（9）打开电穿孔系统选择指数波模式设置脉冲程序，电压为 250V，电容为 500μF。

（10）预冷完成后，轻弹混匀单细胞悬液并擦干电击杯表面的冷凝水，正确放入电击槽后执行程序。程序完成后迅速将电击杯置于冰上降温，并尽快将细胞转移至（2）准备的人胚胎干细胞培养基中，摇匀后放入 37℃恒温 CO_2 培养箱，进行 hESC 培养。

4. 筛选和鉴定

（1）电穿孔后每 24 小时更换一次含有 0.5 ～ 1μg/ml 嘌呤霉素、4ng/ml bFGF 的新鲜人胚胎干细胞培养基，持续 2 ～ 5 天，筛选出表达嘌呤霉素抗性的人胚胎干细胞克隆。同时，通过荧光显微镜观察绿色荧光蛋白表达情况（图 2-5），用显微镜标头对绿色荧光蛋白阳性单克隆进行标记，挑取并扩增培养。

（2）用基因组提取扩增试剂盒提取已扩增培养的绿色荧光蛋白阳性克隆基因组，

在本例中，使用 PCR 引物

HR-F-CTGCCGTCTCTCTCCTGAGT

Pur-R-AGCCGGGAACCGCTCAACTC

进行 PCR 检测。

（3）用凝胶成像分析仪分析 PCR 产物电泳结果。对于鉴定为正确的细胞系，用酚-氯仿法提取细胞系基因组，设计合适的引物进行一代测序，测序引物选择的原则是使测序结果能够覆盖两同源臂上下游各 200bp 的区域。在本例中，使用测序引物

Pur-R-AGCCGGGAACCGCTCAACTC

SEQ-F-GTCTAACCCCCACCTCCTGT

进行测序。取测序正确的单克隆进行扩增培养。

（4）对测序正确的细胞系进行 DNA 印迹法或全基因组测序分析。整合位点在人胚胎干细胞基因组中具有唯一性的细胞系被认为是正确的定点整合绿色荧光蛋白基因的人胚胎干细胞工具细胞系（图 2-5，图 2-6）。

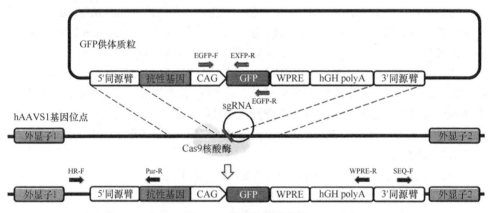

图 2-5　基因编辑示意图

构建人胚胎干细胞 hAAVS1-Pur-CAG-GFP 工具细胞系的策略，实心箭头表示引物与 DNA 的结合位置，含文字的模块表示不同元件在 DNA 上的位置，实线表示 DNA，虚线连接上下图中对应的位置。CAG. CAG 启动子序列；GFP. 绿色荧光蛋白基因；WPRE. 转录后调控元件；hGH PolyA. 人生长激素多聚腺苷酸

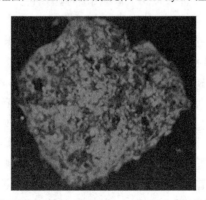

图 2-6　人胚胎干细胞 hAAVS1-Pur-CAG-GFP 工具细胞系成像

稳定表达定点整合绿色荧光蛋白的人胚胎干细胞工具细胞系的一个单克隆在荧光显微镜下的成像

四、注意事项

1. 设计 sgRNA 序列时，推荐的数据库有：

MIT Zhang lab-zlab.bio/guide-design-resourcs；

SNU BAE lab-rgenome.net/cas-designer/；

Broad Institute-portals.broadinstitute.org/gppx/crispick/public；

Broad Institute-guides.sanjanalab.org/ 等。

2. 质粒和基因组的一代测序需覆盖全部已知受到实验步骤影响的基因位点。

3. 为电穿孔后的人胚胎干细胞所准备的饲养层需要有合适的密度，以在筛选和鉴定过程中能够维持较好的 hESC 生长状态为佳。

4. 用于电穿孔法构建细胞系的人胚胎干细胞需连续培养 4 ～ 5 天，生长状态良好且代数较低，细胞数量达到 10^6/ 孔，电穿孔后以（1 ∶ 1）～（1 ∶ 4）的比例接种。

5. 电穿孔法使用的质粒浓度以 2500ng/μl 为佳。

6. 用 0.05% 胰酶消化人胚胎干细胞的时间需根据单个克隆内细胞的分离程度调整，以在轻吹后能够获得人胚胎干细胞单细胞悬液为佳。

7. 经电穿孔法处理的细胞以在 12 ～ 16 小时后更换一次新鲜培养基为佳。

8. 在抗性筛选过程中，可根据饲养层细胞状态决定是否需要加入条件培养基。如果在构建人胚胎干细胞细胞系时采用瞬时表达的抗生素抗性基因进行筛选，应明确抗性筛选的时间窗口。

9. 在 PCR 鉴定时，必须以 PCR 产物中包含供体质粒与人胚胎干细胞基因组发生同源重组的碱基位置为原则，设计合适的 PCR 引物，鉴定 DNA 双链。

第五节　人胚胎干细胞体内畸胎瘤形成实验

摘　要

人多能干细胞（human pluripotent stem cell，hPSC），包括人胚胎干细胞（hESC）和人诱导多能干细胞（hiPSC），具有自我更新和多分化潜能的特点。hESC 是从早期的胚胎发育内细胞团阶段分离得到的多能干细胞。由于胚胎干细胞具有能被诱导分化为机体几乎所有细胞类型的特点，hESC 在免疫缺陷型小鼠体内可形成含有外胚层、中胚层和内胚层三个胚层的畸胎瘤，来模拟体内的早期发育过程。畸胎瘤形成实验是证明多能干细胞具有多分化潜能的重要检测方法。本节主要介绍了 hESC 在免疫缺陷型小鼠体内形成畸胎瘤的实验方法、检测方法及其注意事项。

一、引言

hESC 在免疫缺陷型小鼠体内可形成畸胎瘤。畸胎瘤是一种良性肿瘤，包含外胚层、中胚层和内胚层三个胚层，可模拟体内的早期发育过程。小鼠体内形成的畸胎

瘤可用苏木精 - 伊红染色法（hematoxylin-eosin staining，HE 染色）进行检测。苏木精染液为碱性，可以将细胞核内的染色质与胞质内的核酸染成紫蓝色；伊红为酸性染料，可以将细胞质和细胞外基质中的成分染成红色。HE 染色可以检测畸胎瘤内部细胞和组织的形态结构。免疫荧光（immunofluorescence，IF）染色，是以荧光素标记的抗体与标本内的抗原反应，形成抗原 - 荧光素标记抗体的复合物。根据荧光的分布位置及强度，相应抗原（目的蛋白）的表达可被检测。

二、实验材料

1. 实验细胞 hESC

2. 实验动物 免疫缺陷型小鼠

3. 实验试剂 PBS，DMEM/F12，KOSR，非必需氨基酸，GlutaMAX™，β- 巯基乙醇，bFGF，分散酶Ⅱ，蔗糖，多聚甲醛，包埋剂，阿佛丁，生理盐水，叔戊醇，乙醇，二甲苯，石炭酸二甲苯，中性树脂，免疫荧光封片剂，Hoechst33258，驴血清，Triton X-100。

4. 溶液的配制

（1）hESC 培养基：DMEM/F12 500ml，KOSR 125ml，非必需氨基酸 6.25ml，GlutaMAX™ 3.125ml，β- 巯基乙醇 4.5μl，用 0.22μm 的滤膜进行过滤后，4℃保存。使用前加入终浓度为 4ng/ml 的 bFGF，现用现加。

（2）阿佛丁麻醉剂：

首先配制阿佛丁母液，称取 25g 阿佛丁加入 15.5ml 叔戊醇，室温避光下充分混匀，母液浓度为 1600mg/ml。

阿佛丁工作溶液的配制：0.5ml 阿佛丁母液，溶于 39.5ml 生理盐水中，避光混匀，终浓度为 20mg/ml。

（3）4% 多聚甲醛固定液

A 液：21.8g Na_2HPO_4，6.4g NaH_2PO_4，加入定容至 1L。

B 液：4g PFA 加 50ml 水，加热至 60℃，并加入适量 NaOH 促进溶解。

然后把 A 液和 B 液 1∶1 混合，过滤后 4℃保存。

（4）20% 蔗糖溶液：称取 10g 蔗糖溶解到终体积为 50ml 的 PBS 中。

（5）30% 蔗糖溶液：称取 15g 蔗糖溶解到终体积为 50ml 的 PBS 中。

（6）10% 聚乙二醇辛基苯基醚（Triton X-100）：吸取 100μl Triton X-100 溶解于 1ml 的 PBS 中。

5. 实验耗材 离心管，6 孔板，HE 染色试剂盒。

6. 实验器械 移液器，50ml 带针注射器，1ml 带针注射器，剪刀，镊子。

7. 实验仪器 超净工作台，光学显微镜，恒温水浴锅，培养箱，离心机，冷冻切片机，-80℃冰箱，4℃冰箱。

三、实验方法

1. hESC 的畸胎瘤形成实验

（1）准备好一块已长满 hESC 的 6 孔板。一块长满 hESC 的 6 孔板的细胞量约为

10^7，一块板的细胞量可以注射一只免疫缺陷型小鼠。将可传代大小的 hESC 用分散酶消化，吹打为 100μm 大小的团块。将细胞团块在离心机中以 1100r/min 的速度离心 2 分钟，使细胞团块在 15ml 离心管中沉降到底部。

（2）舍弃上清液体，用 0.4ml hESC 培养基（hESCM）重悬 hESC 细胞团块，轻轻弹匀后放在冰上。

（3）将 50ml 注射器的针头取下套在 1ml 注射器上，此步骤可避免过度挤压细胞。

（4）一只免疫缺陷型小鼠身上有 4 个点可以被注射细胞，包括前肢与背交界处的两点，以及后肢与背交界处的两点。弹匀细胞后，1ml 注射器每次吸取 0.1ml 细胞悬液，针头插入免疫缺陷型小鼠的皮下，向前约 2cm 到达注射点，缓慢打出细胞，缓慢抽出针头。

（5）6 ～ 8 周后在皮下注射点形成明显可见的凸起，待直径约 1.5cm 时即可收取畸胎瘤。

2. 畸胎瘤组织冷冻切片

（1）将长畸胎瘤的小鼠用阿佛丁麻醉（400mg/kg）后处死，剪开鼓起处的皮肤，把畸胎瘤与皮肤和皮下肌肉分离，取出畸胎瘤。取一部分畸胎瘤，在 4% 多聚甲醛固定液中室温固定 3 ～ 8 小时。余下的部分在 –80℃冰箱中保存待用。

（2）用 PBS 将固定后的畸胎瘤样本清洗两遍后，20% 蔗糖中 4℃脱水过夜，30% 蔗糖中再次 4℃脱水过夜。

（3）将畸胎瘤表面的水分小心擦干，用包埋剂包埋并冷冻。

（4）将包埋好的畸胎瘤样本修整成合适的形状和大小，用冷冻切片机切片，每片厚度 10 ～ 20μm。

（5）将畸胎瘤切片贴附在载玻片上。短时间内不用的切片样品可置于 –80℃冰箱中保存。

3. HE 染色

（1）畸胎瘤切片用 PBS 清洗三遍去除包埋剂。

（2）苏木精 2 ～ 5 分钟，水洗 3 遍。

（3）分化液 30 秒。

（4）自来水（25℃）浸泡 3 分钟反蓝（若水温较低，则浸泡可延长至 4 ～ 5 分钟）。

（5）伊红 1 ～ 3 分钟，自来水冲洗。

（6）样品依次快速通过：95% 乙醇 -1，95% 乙醇 -2，100% 乙醇 -1，100% 乙醇 -2，石炭酸二甲苯，二甲苯 -1，二甲苯 -2。

（7）晾干至没有残留液体，中性树脂封片。

（8）置于通风处晾干。

（9）显微镜下观察（图 2-7）。

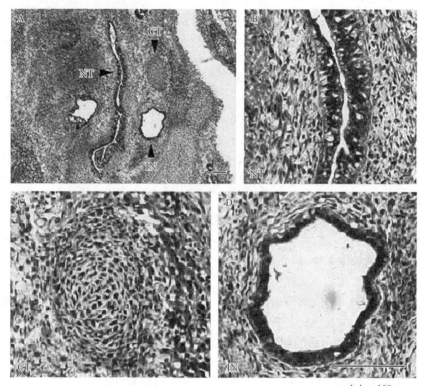

scale bar, 100μm

图 2-7　畸胎瘤 HE 染色图

A. 畸胎瘤的 HE 染色结果显示畸胎瘤内部具有三胚层结构；B. 以神经管（neural tube，NT）为代表的外胚层；
C. 以软骨（cartilage，CT）为代表的中胚层；D. 以肠管（intestine，IN）为代表的内胚层。标尺，100μm

4. 免疫荧光染色

（1）切片用 PBS 清洗 3 遍去除包埋剂。

（2）穿孔封闭液（含 0.1% Triton 和 10% 驴血清的 PBS）处理 60 分钟。

（3）用 PBS 把穿孔封闭液稀释一半，并用此液体稀释相应的抗体，孵育样品，4℃过夜。

（4）PBS 清洗一抗 3 次，每次 10 分钟。

（5）用 PBS 配制荧光二抗，室温孵育 60 分钟。

（6）Hoechst33258（1 ∶ 1000）染细胞核，室温孵育 10 分钟。

（7）PBS 清洗二抗三次，每次 10 分钟。

（8）封片剂封片，4℃阴干。

（9）荧光显微镜下观察。

四、注意事项

1. 将人的细胞注射入小鼠体内，考虑到免疫排斥的问题，选用免疫缺陷型小鼠。

2. 因为注射的是细胞团块，会堵塞 1ml 的针头，所以注射细胞时要使用 50ml 注射器的针头。

3. 注射之前，按一个注射位点的细胞量对应一次注射准备好（即一次注射量的细胞悬液分在一个离心管中），一管细胞对应一个位点。

4. 注射之前混匀细胞，针内留少许空气，注射到最后时，借助空气将细胞全部打到皮下，这样能够尽量减少细胞贴注射器管壁的损失。

5. 注射时，进针深度为针头的 1/3 ～ 2/3。

6. 进针过程应该很顺畅，如果不顺畅，稍微调整针头方向和小鼠身体平行，注意不要将针头穿出小鼠皮肤。

7. 打过细胞的地方，手不要压到。

8. 注射顺序一般为：先打前肢与背交界的左右两点，再打后肢与背交界的左右两点。

第六节　体外人胚胎干细胞向肝细胞的定向分化

摘　　要

体外分化形成的人肝细胞可用于肝衰竭患者的肝细胞替代治疗，同时为研究正常肝细胞发育、疾病建模和药物开发提供了体外细胞模型。本章主要介绍人胚胎干细胞诱导定向分化为有功能的肝细胞的实验方法、鉴定及注意事项。

一、引言

干细胞研究是当今再生医学研究领域的前沿科学，人胚胎干细胞（hESC）自1998 年建系以来，凭借优越的分化潜能和高度的自我更新，受到全世界研究人员的关注，在临床疾病治疗方面，具有广泛的应用前景。hESC 向成熟功能性肝细胞分化的过程，共分为 4 个阶段：内胚层的诱导分化、肝特异性细胞的诱导形成、肝细胞的增殖阶段和肝细胞的成熟。在本章节中，我们通过细胞分化过程中添加特定的诱导小分子，提高 hESC 向成熟功能性肝细胞的分化效率，从而建立高效诱导 hESC 分化为功能性肝细胞的方法，该方法可作为研究人肝脏发育的体外细胞模型，并为肝衰竭患者提供有效的肝细胞来源打下前期基础。

二、实验材料

1. 实验细胞　hESC

2. 实验试剂　RPMI 1640 培养基，无胰岛素的 B27 添加物，有胰岛素的 B27 添加物，HCM™SingleQuots 肝培养基，DMEM/F12 培养基，0.1% 明胶溶液，分散酶 II 溶液。

3. 溶液的配制

（1）hESC 培 养 基：DMEM/F12 500ml，KOSR 125ml，非 必 需 氨 基 酸 6.25ml，GlutaMAX™ 3.125ml，β- 巯基乙醇 4.5μl，用 0.22μm 的滤膜进行过滤后，4℃保存。

（2）hESC 向肝细胞的定向分化分为四个过程，包括内胚层的诱导分化（第一阶段）、肝特异性细胞的诱导分化（第二阶段）、成肝细胞的扩增（第三阶段）和肝细胞的成熟（第四阶段）。每个阶段所使用的分化诱导培养基各不相同，具体信息如下：

培养基Ⅰ：第一阶段（第 1 天～第 3 天）：

RPMI 1640+ 无胰岛素的 B27 添加物 +100ng/ml Activin A

培养基Ⅱ：第二阶段（第 4 天～第 8 天）：

RPMI 1640+ 有胰岛素的 B27 添加物 +30ng/ml FGF4+20ng/ml BMP2

培养基Ⅲ：第三阶段（第 9 天～第 13 天）：

RPMI 1640+ 有胰岛素的 B27 添加物 +20ng/ml HGF+20ng/ml KGF

培养基Ⅳ：第四阶段（第 14 天～第 21 天）：

HCM^{TM}SingleQuots+20ng/ml Oncostatin-M

4. 实验耗材　离心管，6 孔板，移液管。

5. 实验器械　移液器。

6. 实验仪器　恒温水浴锅，超净工作台，培养箱，离心机。

三、实验方法

（1）取一块预铺有 MEF 的 6 孔板，将 MEF 培养液吸除，每孔加入 2ml 37℃预热的 DMEM/F12 培养基洗一遍。吸除 DMEM/F12 培养基后，每孔加入 2mlhESC 培养基（无需加入小分子 bFGF），放入 37℃，5%CO$_2$ 的培养箱中备用。

（2）取出生长良好的 hESC 细胞，取 6 孔板中的一个孔，吸除培养液，加入 2ml 预热的 DMEM/F12 培养基清洗一遍，吸除培养液。然后加入 1ml 预热的分散酶Ⅱ溶液放入培养箱消化 3min（见注意事项 1），待 hESC 克隆卷边后终止消化，吸除分散酶Ⅱ溶液，加入 2ml DMEM/F12 培养基清洗一遍（见注意事项 2）。用移液枪取 6ml hESC 培养基将 hESC 小心吹起来，直至吹散的细胞小团块直径约为 200μm。将其中的 2ml 混悬液移入 15ml 离心管中，1100r/min 离心 1 分钟，吸去上清液，剩余液体刚好覆盖细胞沉淀。

（3）取出第一步准备好的 6 孔板，用移液枪从每个孔中吸取 1ml 培养液，用收集的 6ml 培养液重悬第二步离心管中的细胞沉淀，将细胞悬液平均加入预铺 MEF 的 6 孔板的每个孔中。将 6 孔板放入培养箱中，以划十字的方式摇匀 6 孔板。

（4）12 小时后 hESC 细胞贴壁，开始进行肝细胞分化（见注意事项 3），即为分化第 1 天（见注意事项 3）。将 6 孔板从培养箱中取出，吸除培养基，每孔加入 2ml 预热的 RPMI 1640 培养基清洗一遍 hESC，然后每孔加入 2ml 预热的肝细胞分化第一阶段所需的肝分化培养基Ⅰ。将 6 孔板放入培养箱。

（5）分化第 2 ～ 3 天，每天吸除 6 孔板中的全部培养基，每孔加入 2ml 新鲜的预热的肝分化培养基Ⅰ。将 6 孔板放入培养箱（见注意事项 4）。

（6）分化第 4 天，吸除 6 孔板中的全部培养基，每孔加入 2ml 预热的 RPMI 1640 培养基清洗一遍细胞，吸除培养液。然后每孔加入 2ml 预热的肝细胞分化第二阶段所需的肝分化培养基Ⅱ。将 6 孔板放入培养箱。

（7）分化第 5 ～ 8 天，每天吸除 6 孔板中的全部培养基，每孔加入 2ml 新鲜的预热的肝分化培养基Ⅱ。将 6 孔板放入培养箱。

（8）分化第 9 天，吸除 6 孔板中的全部培养基，每孔加入 2ml 预热的 RPMI1640 培养基清洗一遍细胞，吸除培养液。然后每孔加入 2ml 预热的肝细胞分化第三阶段所需的肝分化培养基Ⅲ。将 6 孔板放入培养箱。

（9）分化第 10 ～ 13 天，每天吸除 6 孔板中的全部培养基，每孔加入 2ml 新鲜的预热的肝分化培养基Ⅲ。将 6 孔板放入培养箱。

（10）分化第 14 天，吸除 6 孔板中的全部培养基，每孔加入 2ml 预热的 RPMI 1640 培养基清洗一遍细胞，吸除培养液。然后每孔加入 2ml 预热的肝细胞分化第四阶段所需的肝分化培养基Ⅳ。将 6 孔板放入培养箱。

（11）分化第 15 ～ 20 天，每天吸除 6 孔板中的全部培养基，每孔加入 2ml 新鲜的预热的肝分化培养基Ⅳ。将 6 孔板放入培养箱。

（12）分化第 21 天，可将培养得到的肝细胞进行相应的流式筛选和效率验证，也可以进行特异性标志物的染色来证明肝细胞的身份特征（图 2-8）。

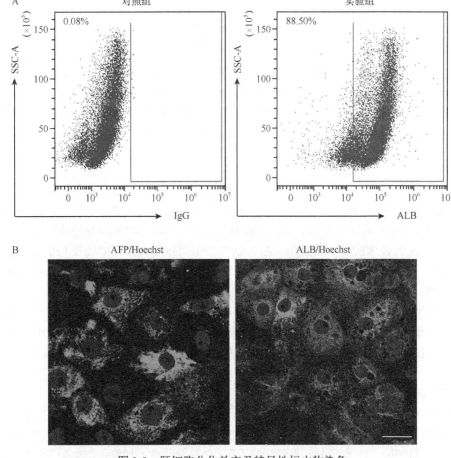

图 2-8　肝细胞分化效率及特异性标志物染色

A. 在分化第 21 天，通过流式细胞仪分析肝细胞分化效率。两组细胞均为第 21 天的肝细胞，对照组抗体为阴性对照的 IgG，实验组抗体为 ALB（白蛋白，肝特异性标志物）；流式细胞分析表明在第 21 天时，分化得到的肝细胞效率可达 88.5% 左右，证明本分化方法是一种较为高效的分化方法。B. 肝细胞特异性分子标志物的免疫荧光染色。在分化第 13 天时肝细胞特异性表达 AFP（癌胚抗原）；在分化第 21 天时，肝细胞特异性表达 ALB（白蛋白），Hoechst 标记细胞核（标尺：25μm）。通过肝细胞特异性分子标志物的染色证明了分化命运的正确性，表明本分化方法可以成功分化出肝细胞

四、注意事项

1. 细胞消化时间一般根据卷边情况而定，如果消化酶效果不好，可适当延长消化时间。

2. 加入培养液时需要沿孔壁缓缓加入，避免将细胞吹起来造成损失。

3. 分化时间可根据 hESC 细胞克隆大小决定，如果细胞克隆很小，可先用干细胞培养基培养 1～3 天，当细胞克隆长至约 200μm 时再分化。

4. 如果分化第 2 天悬浮的死细胞特别多，可以用 RPMI 1640 培养基多清洗两遍，去除死细胞；培养基现用现配。

第七节　体外人胚胎干细胞向心肌细胞的定向分化

摘　要

体外分化形成的人心肌细胞可用于重度心衰患者的心肌细胞替代治疗，同时为研究正常心肌细胞发育、疾病建模和药物开发提供了体外细胞模型。本章主要介绍人胚胎干细胞诱导分化为有功能的心肌细胞的方案以及培养过程中遇到的常见问题，并比较、讨论了其他可选择方案，以及诱导多能干细胞分化为心肌细胞的方法。

一、引言

人胚胎干细胞（hESC）在 1998 年首次被发现并分离。hESC 的分化潜能为未来再生医学的发展提供了广阔前景，也为研究人类的发育生物学提供了简便的实验模型。起初，hESC 在离体的情况下，可在有丝分裂灭活的小鼠胚胎成纤维细胞饲养层上培养。随着技术的进一步发展，越来越多的无饲养层培养方案被投入使用。许多新方法可以直接由 hESC 分化为心肌细胞。这些方法的改进主要得益于 Wnt/β-catenin 信号通路的时空调节可以增强胚胎干细胞朝向心脏分化的发现。近年来，研究人员试图通过调控某些信号通路，体外重现胚胎发育过程。最近的研究已证明在合适的在体发育阶段加入适量的生长因子和生物活性小分子，能够高效诱导 hESC 分化为功能性心肌细胞，并已成功移植到灵长类动物心肌梗死模型中，部分缓解了临床症状。

由此分化得到的心肌细胞既可用于心肌再生，也可用于研究心血管疾病的发病机制和高通量药物筛选。如将遗传性心脏病患者的 iPSC 分化成心肌细胞，一方面可研究心脏发育疾病的分子机制，另一方面可开发治疗心肌细胞功能障碍的新药物。为了准确、可靠地完成对心脏发育和疾病机制的研究，需要高效的诱导方案把 hESC 分化为心肌细胞。在本节中，我们总结了将 hESC 分化为心肌细胞的实验方法和注意事项。

二、实验材料

1. 实验细胞　hESC，MEF（见注意事项 1）。

2. 实验试剂（见注意事项 2，3）

明胶，DMEM，DMEM/F-12，GlutaMAX^{TM}，非必需氨基酸，胎牛血清，β-巯基乙醇，KOSR，二甲基亚砜，基质胶，bFGF，分散酶II，mTeSR1 培养基，Y-27632（ROCK 抑制剂），Accutase 细胞消化液，KCl，KH$_2$PO$_4$，NaCl，Na$_2$HPO$_4$，RPMI 培养基，无胰岛素的 B-27 添加物，有胰岛素的 B-27 添加物，CHIR99021，IWP-2。

3. 溶液的配制

（1）0.1% 明胶溶液：将 0.8g 明胶溶于 800ml 双蒸水中，高压灭菌后室温保存。

（2）MEF 培养液：DMEM 485ml，10% 胎牛血清 10ml，非必需氨基酸 5ml。

（3）冻存液：90% KOSR 与 10% 二甲基亚砜溶液。

（4）hESC 培养基：DMEM/F12 500ml，KOSR 125ml，非必需氨基酸 6.25ml，GlutaMAX^{TM} 3.125ml，β-巯基乙醇 4.5μl，用 0.22μm 的滤膜进行过滤后，4℃保存。

（5）不含 Mg^{2+} 或 Ca^{2+} 的 D-PBS：2.67mmol/L KCl，1.47mmol/l KH$_2$PO$_4$，136.9mmol/L NaCl，8.1mmol/L Na$_2$HPO$_4$，pH7.4。

（6）Wnt 信号激活培养基：含有 1× 无胰岛素补充的 B-27 的 RPMI，12μmol/L CHIR99021。

（7）Wnt 信号抑制培养基：含有 1× 无胰岛素补充的 B-27 的 RPMI，5μmol/L IWP2。

4. 实验耗材 15ml 离心管，6 孔板，12 孔板，移液管，巴斯德吸管，200μl 移液器枪头，冻存管，冻存盒。

5. 实验仪器 超净工作台，培养箱，恒温水浴锅，移液器，离心机，负压吸引器，荧光倒置显微镜，血球计数板，自动细胞计数仪，共聚焦显微镜，流式细胞仪。

三、实验方法

有丝分裂失活的小鼠胚胎成纤维细胞作为饲养层，是维持人类胚胎干细胞处于未分化状态的关键。近年来逐步建立了不依赖饲养层细胞的 hESC 培养方法。这些技术的建立，主要归功于基质涂层板和 mTeSR1 培养基的应用。

同依赖饲养层培养方法相比，无饲养层的培养方法可重复性和稳定性更高，可以避免因饲养层细胞质量或数量造成的差异、补充 MEF 培养基的血清的批次间变异性或 hESC 培养基替代物等影响。

1. 依赖饲养层的 hESC 培养 第一步（1）-（7）为小鼠胚胎成纤维细胞饲养层的制备。

（1）6 孔板涂明胶（见注意事项 4）：每孔加入 1.5ml 0.1% 的明胶溶液，室温下孵育至少 15 分钟。

（2）明胶涂层完成后，复苏一瓶含有 90 万个冻存有丝分裂失活的 MEF 细胞，于 37℃水浴解冻。

（3）转移到 15ml 离心管中，用 MEF 培养基按 1 : 10 稀释。

（4）300g 离心 5 分钟。

（5）弃掉上清液，将细胞沉淀重悬于 12ml MEF 培养基中。

（6）从 6 孔板轻柔吸除明胶溶液，向每个孔中加入 2ml MEF 悬液并轻轻摇匀。

（7）37℃孵育过夜，24 小时后预期 6 孔板长满 70% ~ 80% 的细胞（见注意事项 5）。

第二步（8）-（13）为人类胚胎干细胞培养体系的建立过程。

（8）MEF 细胞过夜贴壁生长后，立即在 37℃水浴中解冻 hESC（见注意事项 6）。

（9）在 15ml 离心管中按 1 : 10 加入预热的 hESC 培养基稀释复苏的细胞，300g 离心 5 分钟。

（10）轻柔吸除培养液移除二甲基亚砜，缓慢加入 12ml 预热的 hESC 培养液重悬 hESC。注意不要将 hESC 吹打为单细胞状态（见注意事项 6）。

（11）从长有 MEF 的 6 孔板中吸取培养液，用预热的 D-PBS 轻轻洗涤一次。

（12）轻弹试管以含碱性成纤维细胞生成因子的人胚胎干细胞培养液重悬 hESC。向每孔轻轻滴入 2ml 细胞悬液，注意不要触碰到饲养层。轻轻摇匀 6 孔板使细胞团块均匀分布，并于 37℃培养箱孵育 48 小时（见注意事项 7）。

（13）48 小时初始培养后，每天更换含碱性成纤维细胞生成因子的人胚胎干细胞培养基，直到细胞团密度达到 70% ~ 80% 后消化细胞（见注意事项 8）。

第三步（14）-（23）为 hESC 传代。

（14）移除培养基并用 2ml D-PBS 轻柔冲洗一次。

（15）吸除 D-PBS，每孔重新加入预热的 2ml 分散酶Ⅱ，37℃孵育 5 ~ 15 分钟，倒置显微镜观察细胞克隆，当细胞克隆边缘上浮时停止孵育并加入人胚胎干细胞培养基停止消化。

（16）用 5ml 移液管轻柔吹打细胞克隆，注意保持移液管与 6 孔板垂直，动作轻柔不要将细胞克隆吹得过小。

（17）轻柔缓慢地将细胞团块转移到 15ml 的离心管中，并加入 hESC 培养基至 10ml。让细胞团块在室温下静止 5 ~ 10 分钟沉淀到离心管底部。注意不要延长孵育时间避免 MEF 沉淀。

（18）轻柔移去上清后，向每管中加入 100μl hESC 培养基重悬细胞团块。

（19）从含有 MEF 的新的 6 孔板中吸除培养液并用 2ml D-PBS 轻柔冲洗；吸去 D-PBS 并向每孔加入 2ml hESC 培养基。

（20）轻弹含有 hESC 的离心管，用 200μl 移液器枪头吸取 100μl hESC 悬液，加入到 6 孔板中。

（21）十字轻微摇动 6 孔板，使细胞团均匀分布。在 37℃培养箱孵育 48 小时。

（22）在 48 小时的初始培养后，hESC 培养基每天换液，直到细胞克隆融合达到 70% ~ 80%（见注意事项 7）。

（23）当细胞克隆融合达到 70% ~ 80% 对细胞进行重新消化（步骤 14 ~ 23）或者冻存（步骤 24-26）（见注意事项 8）。

第四步（24）-（26）为 hESC 的冻存。

（24）重复步骤 14 ~ 17，小心移除上清，用细胞冻存液重悬细胞团块。

（25）每个冻存管中分装 1ml 细胞于 –80℃过夜。

（26）次日转入液氮内保存。

2. 不依赖饲养层细胞的 hESC 培养

（1）用基质胶铺层 6 孔板（见注意事项 9）。后续步骤（2）-（6）为建立 hESC 细胞体系过程。

（2）37℃水浴解冻冻存的 hESC，直到只有少许冰晶剩余，在超净工作台中，以 1∶10 稀释比例在 15ml 离心管中加入预热的 DMEM/F-12，300g 离心 5 分钟；吸出上清以移除二甲基亚砜，加入 12ml 含有 10μmol/L Y-27632 的预热 mTeSR1 培养液重悬细胞。

（3）向经基质胶处理好的 6 孔板（见注意事项 10）中每孔加入 2ml 细胞悬液，摇匀细胞使其均匀分布。

（4）连续不换液培养 48 小时（见注意事项 7）。

（5）2 天初始培养结束后，用不含 Y-27632 的 mTeSR1 培养基每天换液，预计 2 ～ 3 天后细胞克隆融合达到 70% ～ 90%。

（6）在细胞克隆融合达到 70% ～ 90% 后消化细胞（见注意事项 8）。后续步骤（7）～（13）为消化已经融合的 hESC 细胞团。

（7）移除培养基并以 2ml D-PBS 冲洗。

（8）移除 D-PBS 并向每孔中加入 1ml 预热的 Accutase 细胞消化液，静置 5 ～ 10 分钟直到镜下见大量单细胞。

（9）向每孔中轻柔地加入 3ml hESC 培养基终止消化，将细胞悬液转移到 15ml 离心管中 300g 离心 5 分钟沉淀细胞。

（10）吸出上清并用 3ml 含有 10μmol/L Y-27632 的 mTeSR1 培养液重悬细胞，用血球计数板或者自动细胞计数仪计数细胞。

（11）向用基质胶处理过的 6 孔板（见注意事项 9）中按照 $1.6×10^4$ 细胞 /cm^2，加入适量含有 10μmol/L Y-27632 的 mTeSR1 培养液。

（12）用不含 Y-27632 的 mTeSR1 培养液每天换液，直到细胞克隆融合达到 70% ～ 90%。

（13）当细胞克隆融合达到 70% ～ 90% 对细胞进行重新消化 [步骤（7）～（13）] 或冻存（见注意事项 8）。后续步骤（14）-（16）为 hESC 的冻存。

（14）重复步骤（7）～（9），移除上清液并用适量的细胞冻存液重悬细胞。

（15）每个冻存管中分装 1ml 细胞于 –80℃过夜。

（16）次日转入液氮内保存。

3. 将 hESC 诱导分化为心肌细胞

（1）准备 hESC 细胞（见注意事项 11）。

（2）细胞融合达到 70% ～ 90% 后移除培养基并用 D-PBS 冲洗。

（3）重复上述分离细胞步骤。

（4）向基质胶处理过的 12 孔板中按照 $1.25×10^4$ ～ $5×10^4$ 细胞 /cm^2（$1.9×10^5$ 细胞 / 孔）加入细胞（见注意事项 12）。

（5）用不含 Y-27632 的 mTeSR1 培养液每天换液，持续 2 天。

（6）将换液结束后时间记为 D0，用 D-PBS 冲洗并用 Wnt 信号通路激活培养基培养（见注意事项 13）。

（7）48 小时后（D2），用 D-PBS 冲洗并用 Wnt 信号通路抑制培养基培养。

（8）48 小时后（D4）用 D-PBS 冲洗并用预热的不含胰岛素但含有 B-27 的 RPMI 培养基培养。

（9）48 小时后（D6）用 D-PBS 冲洗并用预热的含有胰岛素和 B-27 的 RPMI 培养基培养，在此环境下培养 4 天，预期在 D7-D9 期间观察到细胞自发性收缩（见注意事项 14，图 2-9）。

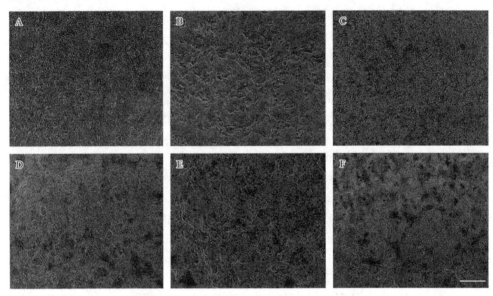

图 2-9 hESC 诱导分化心肌细胞各阶段的明场图

A. 分化第 0 天：细胞融合接近 100% 时开始分化，将 hESC 培养液换为 RPMI/B27（不含胰岛素）培养液，并加入 Wnt 激活剂 CHIR99021。B. 分化第 1 天：24 小时后，培养液换为新鲜 RPMI/B27（不含胰岛素），此阶段会出现少量细胞死亡。C. 分化第 2 天：RPMI/B27（不含胰岛素）培养液，并加入 Wnt 抑制剂 IWP2。D. 分化第 4 天：48 小时后，培养液换为新鲜 RPMI/B27（不含胰岛素）。E. 分化第 6 天：培养液换为 RPMI/B27（含胰岛素），此后每 3 天换液 RPMI/B27（含胰岛素）培养液。F. 分化第 9 天：开始出现跳动心肌细胞。比例尺：500μm

（10）必要时可以通过细胞流式技术来评估分化效率（见注意事项 15）。

4. 用于诱导性多能干细胞时培养方案 本章节简要介绍文献报道的 hESC 高效诱导分化为心肌细胞的方法改进。此方法通过对 Wnt 信号通路进行定时调控而发挥作用，类似方法已被用于人诱导性多能干细胞诱导分化为心肌细胞。方法不断改良，比如上调或下调对 Wnt 信号通路干预的水平、同时加入 Wnt/β-catenin 拮抗剂 XAV939 等。此外活化素（activin）、重组人骨形态发生蛋白 4（BMP4）、LY294002（早期分化过程的 PI3K 抑制剂，晚期可抑制 Wnt 信号通路）也发现可以促进向心肌细胞分化。此方法可得到同时含有心房、心室和起搏器样细胞的混合细胞群。

四、注意事项

1. 可以从多家供应商直接购买可直接使用的 MEF，也可以选择从小鼠胚胎直接分离 MEF 细胞或者购买未灭活的细胞。购买的未灭活 MEF 可以增殖 3 ~ 4 代后使用丝裂霉素 C 或 γ 射线进行有丝分裂灭活。读者可参考前面提供的步骤来获取 MEF。

2. 制订干细胞培养方案，需要根据细胞的实际情况来优化的培养和分化条件。虽然本文未使用所有供应商的试剂进行验证，但是不同供应商的试剂对实验存在较大的影响。

3. 为了保证实验的可重复性，实验使用的胎牛血清和替代液尽量同一批次。

4. 细胞培养的规模可根据实验需求进行调整，不同品牌的培养皿或培养瓶可根据需要选择，最终应该根据细胞数目和细胞系来选择培养容器，即使是同类型细胞也会因冻存时间而表现出存活率和附着率的差异。

5. 为了提供稳定的 hESC 培养，MEF 的质量和数量至关重要，所以每一批 MEF 都需要进行有丝分裂灭活和密度的检测。MEF 有丝分裂活性可以通过铺板培养和计数来检测，由于细胞活性和解冻后的状况是不可预测的，因此建议对每批 MEF 都进行测试，以确保在解冻和铺板培养后的 24 小时内达到 70% ~ 80% 的融合。使用前 MEF 可在培养液中保存 1 周，必要时可在培养过程中更换 1 ~ 2 种培养基，但还是建议在实验中使用新鲜的 MEF。

6. 如果使用含饲养层的方法培养，应使用以细胞团而不是单细胞的状态冻存的 hESC，而使用无饲养层的方法培养时则无此要求。为了获得最好的复苏效果，hESC 最好以单细胞形式冻存并在含有 10μmol/L Y27632 的培养液中复苏。

7. 48 小时内应密切监测细胞的情况，少数条件下需要在此期间更换培养液。如果铺板后 24 小时观察到细胞死亡和分化，应考虑更换培养基。

8. 在消化和冻存之前需要在倒置显微镜下观察细胞，以发现有形态和生长状态差异的分化细胞群。在培养皿上标记已分化的细胞群，在消化前将其及时移除。

9. 为了在基质胶上培养 hESC，建议使用 hESC 专用的基质胶。基质胶应该在 4℃ 解冻并在冰上根据稀释系数，操作应全程在冰上完成。在冰上解冻已经分割好的基质胶并加入 24ml 预冷的 DMEM/F-12。准备含有基质胶的组织培养皿。向 6 孔板的每个孔中加入 1ml 稀释的基质胶，保证底部被基质胶完全覆盖，在室温下孵育 1 小时，如果不立即进行后续实验也可以选择在 4℃ 保存 1 周。使用时吸除基质胶溶液并立即加入适量的 mTeSR1，操作时注意不要破坏底部的基质胶。

10. 最终铺板的细胞密度应为 $1.6×10^4$ 细胞 /cm²，应据此计算加入的细胞数量。

11. 在分化前 hESC 应在无饲养层条件消化和传代至少 3 次。

12. 为了获得最好的培养效果，建议严控细胞密度。

13. 为了保证特定细胞系向心肌细胞分化的效率，需滴定 CHIR99021 浓度。预期此阶段会有细胞死亡，如果凋亡细胞过多，可补加 6 ~ 14μmol/L CHIR99021。

14. 如果继续培养细胞，细胞可维持几周的收缩，随着温度的改变细胞收缩强度也会随之改变。

15. 可以使用实时定量 PCR 或者免疫荧光染色的方法来检测心肌细胞的标志物（TNNT2/cTnT 和 MYH6）。最有效和精确的计量方法是通过流式细胞术对 cTnT 进行定量（图 2-10）。

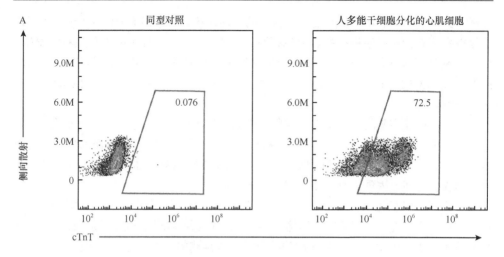

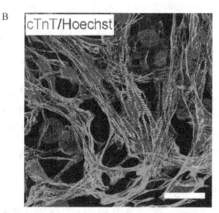

图 2-10 检测 hESC 诱导分化心肌细胞的 cTnT 表达

A. 流式细胞术检测心肌肌钙蛋白 T（cTnT），定量分析心肌细胞分化效率；B. 免疫荧光染色心肌细胞特异性蛋白 cTnT。比例尺：25μm

第八节 体外人胚胎干细胞向神经细胞的定向分化

摘 要

人的神经系统由脑、脊髓和外周神经构成，是一个极其复杂精密的结构。它在调控人体的生理功能方面起着重要作用，比如认知功能、协调作用和神经信号的整合。中枢神经系统容易受到损伤，脑卒中和神经退行性疾病都是神经系统受到损伤的体现。神经系统的研究，能解释神经发育的机制，进而为神经系统疾病治疗提供理论上的指导，由于人胚胎研究受到伦理的限制，科研人员只能通过人体解剖和模式生物研究来解析人神经系统的发育。描述性的研究和模式生物的对比研究不能完美地诠释人神经发育。人胚胎干细胞（hESC）建立让科研人员看到了希望。hESC

可以在体外无限地增值并能保持多能性，又可以分化成各种类型的功能细胞。hESC的体外分化为研究人神经系统发育机制提供了新方法，hESC定向分化而来的细胞可以用于药物筛选、疾病模型建立和细胞治疗。本节主要介绍了体外诱导人胚胎干细胞定向分化为神经细胞的实验方法、鉴定及注意事项。

一、引言

hESC的体外神经分化可分为3个连续的事件：神经诱导、神经干细胞或前体细胞的扩增和维持、神经元和胶质细胞的产生。作为神经发育的起始事件，神经诱导在整个神经分化过程中起着非常重要的作用。经过多年的研究，科研人员开发出了4种主要神经诱导方法。最早的神经诱导方法是hESC的自发分化。将hESC连续培养，超过一周后，就会发生自发分化，产生3个胚层细胞。而分化成神经外胚层的细胞会聚集在一起形成花环样的结构，这很像胚胎期神经管的上皮细胞。第二种神经诱导方法是通过拟胚体的方式产生神经前体细胞。将hESC悬浮培养，分化的细胞会聚集在一起形成拟胚体，包含了三胚层细胞。将拟胚体在促进神经细胞生长的条件下培养，就产生很多神经前体细胞。第三种神经诱导方法是通过细胞共培养的方式促进hESC的神经分化。将hESC接种到成骨细胞如PA6或MS5上，这些细胞分泌的一些因子促进了hESC向神经前体细胞分化。第四种神经诱导方法是抑制BMP信号促进神经分化。科学家发现用BMP信号通路的抑制剂Noggin处理hESC，可以产生Pax6和Sox2阳性的细胞，而不产生中内胚层细胞。进一步研究发现在Noggin和FGF一起作用下，hESC可以分化成Pax6和Sox1双阳性的神经前体细胞，并且这些神经前体细胞可以分化成神经元。在拟胚体的形成过程中加入Noggin也会促进神经分化。研究发现同时抑制BMP和TGF-Beta信号通路可以高效地促进hESC神经分化。以上研究证明信号通路在人神经诱导过程成起着重要的作用。

二、实验材料

1. 实验细胞　hESC，MEF

2. 实验试剂　DMEM/F12，Neurobasal基础培养液，N2无血清添加剂，B27无血清添加剂，肝素，GlutaMAX™，胎牛血清，非必需氨基酸，PBS，胰蛋白酶，DMSO，明胶，SB431542，LDN，音猬因子（SHH），维甲酸（RA），BDNF，Accutase，SHH，Purmorphamine，层粘连蛋白，免疫荧光抗体，二抗，驴血清，Triton-X 100，Hoechst33258，封片剂，明胶。

3. 溶液的配制

（1）神经诱导培养基（NIM）：DMEM/F12（1：1）培养基500ml，N2无血清添加剂5ml，非必需氨基酸5ml，肝素50μl，混合均匀后4℃保存待用。

（2）神经分化培养基（NDM）：Neurobasal培养基500ml，N2无血清添加剂5ml，B27无血清添加剂10ml，混合均匀后4℃保存待用。

（3）肝素溶液：把10mg的肝素溶解到10ml的DMEM/12（1：1）培养基中，然后按照一定量分装到1.5ml离心管中，–80℃冰箱保存。

（4）4% 多聚甲醛固定液

A 液：21.8g Na$_2$HPO$_4$，6.4g NaH$_2$PO$_4$，加入定容至 1L。

B 液：4g 多聚甲醛加 50ml 水，加热至 60℃，并加入适量 NaOH 促进溶解。

然后把 A 液和 B 液 1：1 混合，过滤后 4℃保存。

（5）染色封闭液：10% 的驴血清和 0.2% Triton-X 100 溶于 PBS 中待用。

4. 实验耗材 离心管，6 孔板，移液管，T75 细胞培养瓶，10cm 低吸附培养皿，盖玻片。

5. 实验器械 移液器。

6. 实验仪器 超净工作台，培养箱，离心机，恒温水浴锅。

三、实验方法

（一）人胚胎干细胞悬浮分化系统

1. 悬浮分化简图及形态学改变 悬浮分化体系，是目前胚胎干细胞分化领域常用的一种高效的体外神经分化体系。如图 2-11 所示，在此分化方法中，人的胚胎干细胞在体外悬浮分化过程中经历不同的分化阶段和状态，分化第 0 ～ 4 天细胞依然悬浮培养在 hESCM 中，分化第 4 ～ 25 天为神经上皮细胞的诱导增殖期，第 25 天之后为神经元的诱导分化时期。图中蓝色字体音猬因子（SHH）和红色字体维甲酸（RA）分别代表了腹侧化和尾侧化诱导信号分子，其在分化过程中的加入时间为第 10 天～第 17 天，并能相应地诱导 Nkx2.1 和 Hoxb4 的表达。图 2-10B 详细展示了人胚胎干细胞在悬浮分化系统中从干细胞状态到神经上皮细胞（NE）再到神经元的过程中不同的细胞形态特征。

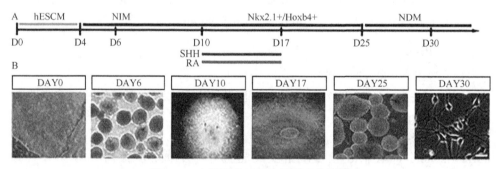

图 2-11 人的胚胎干细胞悬浮分化体系

A. 分化简图及不同时期的培养液更换方案；B. 分化过程中不同阶段的形态特征

2. 悬浮分化方法

（1）hESC 的克隆经过 5 天左右的培养，就可以进行诱导分化。与 hESC 的传代过程基本一样，不同点是在分化的时候，不需要用 10ml 移液管抵着 6 孔板的底部进行划线。将移液器的速度调至 S 档，降低吹细胞的力度，用 10ml 移液管将酶消化后的 hESC 克隆吹起来，将细胞转移到 50ml 离心管中，先用 10ml 移液管将细胞吹匀，接着吸起所有的细胞团块抵着 50ml 离心管底部进行吹打，直至获得大小约为 200μm

的均匀细胞团块，通常只需要抵着底部吹打一次就可以。一块 6 孔板的所有细胞可以接种到一个 T75 的细胞培养瓶中进行培养。

（2）接着将吹打好的细胞团块在 50ml 离心管中自然沉降，当大部分合适的细胞团块沉到离心管的底部时，小心地去除上清液中的单个细胞及很小的细胞团块。最后将细胞团块转移到总共含有 50ml hESC 培养液的 T75 细胞培养瓶中，放置到 37℃ 恒温 CO_2 培养箱培养形成拟胚体。记下分化的时间。

（3）分化的第 1 天要尽早给分化的细胞全换液。将所有的拟胚体悬液转移到 50ml 离心管中自然沉降，去除上清液，然后将沉降好的拟胚体转移到新的含有 50ml hESC 培养液的 T75 细胞培养瓶中继续培养。换新的 T75 细胞培养瓶是为了去除少量的贴壁细胞。

（4）接着连续培养 3 天，每天都是半换液，即将 T75 细胞培养瓶竖直放置，让拟胚体都自然沉降到底部，缓慢地倾斜 T75 细胞培养瓶的同时吸掉一半培养基液，最后补加 30ml hESC 培养液，将 EB 混匀，放置在培养箱中继续培养。

（5）在 hESC 培养液中悬浮培养 4 天后，将形成的拟胚体转移到 50ml 离心管中，自然沉降后，小心地吸掉上清液，然后用 10ml 的 DMEM/F12 让拟胚体重新悬起，去除残留的 hESC 培养液，用 10ml 的 NIM 将拟胚体转移到新的 T75 中，补加 NIM 到 50ml，混匀后，放到培养箱中连续培养两天，中途不用换液。

（6）第 6 天将进行贴壁培养。收集拟胚体到 50ml 离心管中，自然沉降后将上清吸掉。通常，一个 T75 细胞培养瓶中的所有拟胚体可以铺 2～3 块的 6 孔板。胎牛血清可以促进 EBs 球贴壁，所以先配制含有 10% FBS 的 NIM，接着将沉降的拟胚体重新悬起来，均匀地接种 1.5ml 拟胚体悬液到一个孔中。约 60 个拟胚体接种到一个孔中。在培养箱里十字交叉混匀后继续培养。

（7）第 2 天早上给贴壁后的拟胚体进行换液。缓慢地倾斜 6 孔板，然后吸掉含有胎牛血清的 NIM 培养液及很少的没有贴壁的拟胚体。接着从侧壁缓慢地加入 2ml DMEM/F12，轻轻地晃动 6 孔板，吸掉 DMEM/F12 去除残留的血清，以侧壁缓慢地加入 2ml 预热的 NIM，放入培养箱继续培养。

（8）接下来是隔天换液。每次换液时，倾斜 6 孔板，吸掉被细胞消耗掉营养的 NIM，然后加入 2ml 预热的 NIM。在培养的过程中细胞会逐渐向中间收缩，贴壁的强度变得越来越弱，所以每次换掉液体时，都要轻轻地从侧壁加入。在第 10～17 天，加入 SHH 诱导腹侧化，加入 RA 诱导尾侧化。

（9）第 17 天，将贴壁强度变弱的细胞吹起来形成神经球。吸掉培养液，加入 1ml NIM，用 1ml 移液器将细胞吹起来，从边缘将收缩的细胞团吹起来，不要直接吹打中央。吹起的细胞收集到 15ml 离心管里，自然沉降，然后吸取上清液，用 800μl 培养液将细胞团块转移到 1.5ml 的离心管中，用 200μl 抵着底部将细胞团块吹到合适的大小，直径为 100μm 左右。将大小合适的细胞团块转移到 10cm 的低吸附培养皿中，NIM 补加到 8ml，并添加 BDNF，促进细胞的存活。

（10）第 2 天将形成的神经球都转移到 15ml 离心管中，自然沉降，小心地吸掉上清液，接着将神经球都转移到 10cm 低吸附培养皿继续培养，后续隔天换液，换液时，留 500μl 的培养液，然后补加新鲜的 NIM。

（二）hESC 细胞贴壁分化系统

1. 贴壁分化简图及形态学改变　　贴壁分化系统是借鉴了 dSMADi 分化系统。如图 2-12 所示，在干细胞状态，细胞增殖到合适大小后用分散酶消化后按照 1 : 15 的传代比例把消化后的细胞团块传到预先铺好 MEF 的 6 孔板中，培养基选择加入 bFGF 的 hESCM（分化第 0 天），24 小时后，去掉 hESCM，换成 hESCM : NIM（1 : 1）的培养基并加入 TGFβ 信号通路抑制剂 SB431542 和 BMP 信号通路抑制剂 LDN193189，培养至第 4 天。第 4 天把培养基换成 NIM，持续加入 SB431542 和 LDN193189 至第 7 天。音猬因子（SHH）和维甲酸（RA）的诱导时间窗为第 4 ～ 12 天。细胞贴壁培养至第 12 天之后进行消化、吹打成小的团块，在 NIM 中悬浮培养至第 20 天，之后细胞再次经过 Accutase 消化后贴在层粘连蛋白包被过的 6 孔板中，进行相应类型的神经元的分化。图 2-11 显示了细胞在分化不同阶段的形态改变。

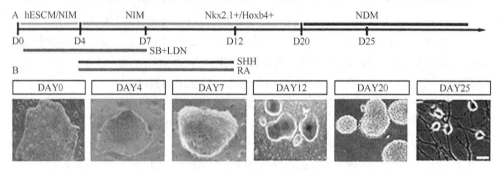

图 2-12　人的胚胎干细胞贴壁分化体系

A. 分化简图及不同时期的培养液更换方案；B. 分化过程中不同阶段的形态特征

2. 贴壁分化方法

（1）取 1 个孔的 hESC，消化细胞参照步骤 1，用总共 10ml 的 hESC 培养液收集所有细胞，此步用 10ml 移液管在细胞表面划线，最后吹的细胞团块比传代略小。

（2）将细胞团块转移至 15ml 的离心管中，1100r/min 离心 1 分钟，弃上清液。用 hESCM 重悬细胞，根据原始细胞的密度按照 1 传 12 ～ 18 的比例传到 6 孔板中，放置到培养箱内，十字混匀。

（3）24 小时后，待细胞完全贴下，吸掉原来的培养液，每孔加入 2.5ml hESCM : NIM（1 : 1）的培养基，并加入 TGFβ 抑制剂 SB431542（2μmol/L）和 BMP 抑制剂 LDN193189（0.2μmol/L）促进细胞神经分化，每 2 天换液 1 次。

（4）细胞分化至第 4 天时，分化培养基从 hESCM : NIM（1 : 1）的培养基换成 NIM，持续加入 TGFβ 抑制剂 SB431542（2μmol/L）和 BMP 抑制剂 LDN193189（0.2μmol/L），每 2 天换液 1 次。（若实验需要对细胞进行区域化的诱导，可在此时间点加入相应的区域后诱导分子直至第 12 天，本实验中用 SHH 和 Purmorphamine 共同处理诱导细胞腹侧化，为表述方便，在本实验后续写作中统一用 SHH 代指 SHH + Purmorphamine）。

（5）细胞分化至第 7 天，去掉 TGFβ 抑制剂 SB431542（2μmol/L）和 BMP 抑制剂 LDN193189（0.2μmol/L），分化培养基仍然使用 NIM，每 2 天换 1 次细胞培养基。

（6）细胞分化至第 12 天时，将贴壁细胞悬起。

（7）重悬后的细胞的培养方式与悬浮分化系统类似。

（三）神经元的形成

（1）将 DMEM/F12、Acctuase、NDM 放置于 37℃的水浴锅中预热。

（2）层粘连蛋白按照 1∶50 的比例用 NDM 稀释，每个孔 300μl 加入 6 孔板中，加至 6 孔板的中间。

（3）将神经球转移至 1.5ml 的离心管中，自然沉降，弃上清液，加入 1ml 的 DMEM/F12 洗掉残余的 NIM 培养液，弃上清液后，加入 300μl 的 Acctuase 消化酶，于 37℃的培养箱中消化 3 分钟。

（4）弃去上清液，用 DMEM/F12 洗 2 遍，1100r/min 1 分钟，弃上清。

（5）每个 1.5ml 离心管中加入 200μl 的 NDM，用 200μl 的移液器黄枪头抵着管底吹打，将神经球吹打成单细胞或小团块。

（6）将 BDNF、GDNF、IGF 按照比例加入预热好的 NDM 中，用其重悬上述的单细胞或小团块。

（7）将细胞悬浊液加入处理好的 6 孔板中（需要染色时，将 100μl 的细胞悬浊液加入处理好的盖玻片上），用黄枪头吹打均匀，置于细胞培养箱中培养。

（8）2 小时后取出 6 孔板，观察细胞，可以看到大部分的细胞已经开始生长出突触。沿着孔壁缓慢将 NDM 补至 2.5ml，于培养箱中继续培养。

（9）观察细胞，每 2～3 天换液 1 次（图 2-13）。

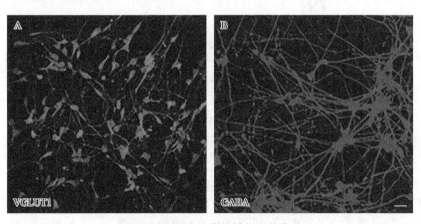

图 2-13　hESC 由来的神经元的生成

A. 神经元贴壁培养 30 天后，hESC 由来的背侧神经前体细胞发育为以 VGLUT1 为标志物的谷氨酸能神经元。标尺：50μm。B. 神经元贴壁培养 30 天后，hESC 由来的腹侧神经前体细胞发育为以 GABA 为标志物的 γ- 氨基丁酸能神经元。标尺：50μm

（四）胚胎干细胞定向分化为神经细胞的鉴定方法

1. 悬浮分化标记基因的表达改变 人的胚胎干细胞在 MEF 上增殖到一定大小后经过分散酶消化成团块后悬浮在 hESCM 中，此时间点定为第 0 天，经过 4 天的悬浮分化后，胚胎干细胞的细胞标记基因 OCT4 和 REX1 随着分化时间的延长表达量有明显下降，而前脑神经外胚层的标记基因 FOXG1、PAX6 和 SOX1 有非常显著的上升，但是中后脑的标记基因 EN1、HOXB4 以及中胚层的标记基因 T、内胚层基因 SOX17 都基本没有表达，说明本分化系统，体外分化得到的都是前脑神经外胚层细胞，没有其他胚层和脑区细胞的混杂，是一个非常特异和高效的分化系统（图 2-14）。

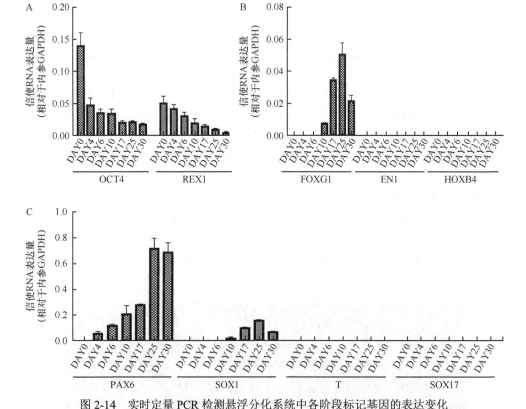

图 2-14 实时定量 PCR 检测悬浮分化系统中各阶段标记基因的表达变化

A. 多能性标记基因 OCT4、REX1 的表达量变化；B. 前脑标记基因 FOXG1，中脑标记基因 EN1，后脑标记基因 HOXB4 在不同分化阶段的表达变化；C. 神经外胚层的标记基因 PAX6、SOX1，中胚层标记基因 T，内胚层标记基因 SOX17 的表达量变化

2. 悬浮分化系统的背腹侧区域化 人体胚胎发育过程中，脑部的神经系统发育受到各种信号通路的精密调控，进而使脑部发育沿着背腹轴、前后轴进行发育，从而形成一个具有背腹部、前后部的立体结构。而利用体外的分化体系是否能够模拟人脑的胚胎发育，一个重要的衡量标准就是能否在分化过程中对神经上皮细胞进行区域化的诱导。如下图所示，利用悬浮分化的系统，人的胚胎干细胞分化到第 10 天时在分化体系中加入腹侧化诱导信号通路激活剂 SHH，经过 7 天的继续分化，结果

显示细胞可从背侧化的前体细胞转变成腹侧化的神经前体细胞。实时定量 PCR 也显示经过 SHH 诱导处理后细胞背侧标记基因 PAX6 表达量有明显的下降，而腹侧化标记基因 NKX2.1 的表达量在 SHH 诱导后有显著的提升。在第 10 天加入尾侧化诱导信号 RA 之后，实时定量 PCR 表明前脑的标记基因 FOXG1 表达量明显减少，后脑的标记基因 HOXB4 的表达量有明显的升高，说明经过 RA 的诱导之后细胞从前脑的细胞变成了后脑的细胞。综上所述，在悬浮分化的系统里面经过模拟体内脑部胚胎发育的调节机制可以在体外调控人的胚胎干细胞沿着背腹轴和前后轴进行分化，充分模拟了体内脑部胚胎发育模式，进一步证明悬浮分化系统可作为体外研究人胚胎发育机制的一个可靠的分化体系（图 2-15）。

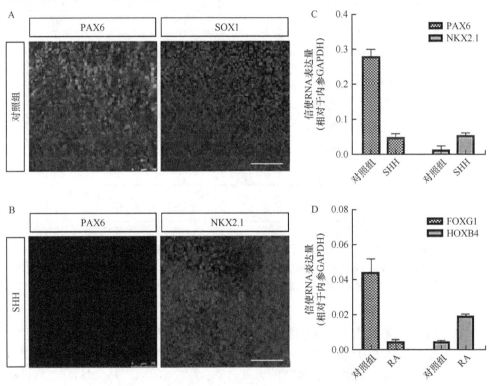

图 2-15　人的胚胎干细胞体外悬浮分化的区域化

A. PAX6、SOX1 染色结果显示背侧化的细胞特征；B. SHH 处理后 PAX6 表达量下降，NKX2.1 表达量上升；C. 实时定量 PCR 结果显示 SHH 的处理使 PAX6 下降，NKX2.1 上升；D. RA 诱导处理后 FOXG1 表达量下降，HOXB4 表达量上升

3. 贴壁分化标记基因的表达变化　人的胚胎干细胞利用贴壁分化系统进行分化的过程中相关标记基因的表达变化与在悬浮分化系统中的变化类似。多能性标记基因 OCT4 和 REX1 随着分化表达量有明显的下降，前脑神经外胚层的标记基因 FOXG1、PAX6 和 SOX1 有非常显著的上升，但是中后脑的标记基因 EN1、HOXB4 及中内胚层的标记基因 T、SOX17 基本没有表达，说明贴壁分化系统同悬浮分化系统类似，体外分化得到的都是前脑神经外胚层细胞，没有其他胚层和脑区细胞的混

杂，是一种非常高效的体外神经分化系统（图 2-16）。

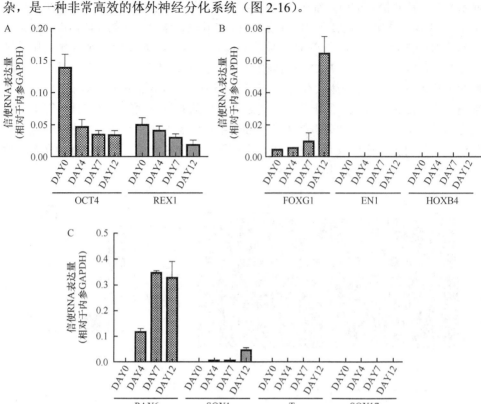

图 2-16 实时定量 PCR 检测贴壁分化系统中各阶段标记基因的表达变化

A. 多能性标记基因 OCT4、REX1 的表达量变化；B. 前脑标记基因 FOXG1，中脑标记基因 EN1，后脑标记基因 HOXB4 表达量的变化；C. 神经外胚层的标记基因 PAX6、SOX1，中胚层标记基因 T，内胚层标记基因 SOX17 的表达量变化

4. 贴壁分化系统的背腹侧区域化 在贴壁分化的过程中通过模拟体内胚胎发育的信号调控，加入 SHH 信号通路的激活剂后细胞可从背侧化的前体细胞转变成腹侧化的神经前体细胞。实时定量 PCR 的结果也显示经过 SHH 诱导处理后背侧标记基因 PAX6 表达量有明显的下降，而腹侧化标记基因 NKX2.1 的表达量在 SHH 诱导后有显著的提升。经过尾侧化诱导信号分子 RA 处理之后，实时定量 PCR 的结果显示的前脑的标记基因 FOXG1 表达量下降和后脑的标记基因 HOXB4 的表达量升高表明经过 RA 的诱导之后细胞从前脑的细胞变成了后脑的细胞。综上所述，在贴壁分化的系统里面同样可以模拟人脑背腹轴和前后轴的分化模式，贴壁分化系统和悬浮分化系统类似，同样可作为体外研究人胚胎发育机制的一个可靠的分化体系（图 2-17）。

四、注意事项

1. 在不干扰任何信号通路前提下，悬浮分化系统和贴壁分化系统可高效地诱导 hESC 分化形成背侧神经前体细胞。

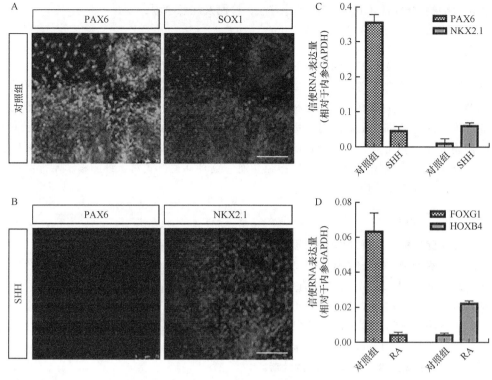

图 2-17 人的胚胎干细胞体外贴壁分化的区域化

A. PAX6、SOX1 染色结果显示背侧化的细胞特征；B. SHH 处理后 PAX6 表达量下降，NKX2.1 表达量上升；C. 实时定量 PCR 结果显示 SHH 的处理使 PAX6 下降，NKX2.1 上升；D. RA 诱导处理后 FOXG1 表达量下降，HOXB4 表达量上升

2. 在悬浮分化系统和贴壁分化系统中，通过激活腹侧化诱导信号通路（SHH 信号通路），可以诱导 hESC 分化形成腹侧神经前体细胞，实现细胞背腹侧细胞命运的转变。

3. 悬浮分化系统对 hESC 生长状态有更高的要求，而贴壁分化系统则低些。

第九节 人源神经前体细胞在小鼠脑内的移植实验

摘 要

以细胞替代治疗为核心内容的再生医学是具有战略前景的全新医疗模式。人多能干细胞（hPSC）包括人胚胎干细胞（hESC）和人诱导多能干细胞（hiPSC），能重现体内胚胎发育过程，体外定向分化为各胚层前体和功能细胞。基于发育学基本原理，通过人多能干细胞分化为功能细胞的定向分化平台，进而研究这些功能细胞的替代治疗潜能是再生医学领域的重大科学问题。在神经系统中，神经损伤、神经退行性疾病的发病率高、致残率高。当这些疾病引起器质性病理变化进而失代偿之后，疾病的症状加重并且药物治疗无效，通过移植外源细胞，替代受损或丢失的细胞的功能，重塑病损的神经环路是治愈这些疾病的唯一途径。本节主要介绍了小鼠脑内特定核团的神经前体细胞移植的实验方法、检测及注意事项。

一、引言

脑立体定位技术在神经科学的研究中十分重要，它能够满足多种实验需求，包括细胞移植、药物或病毒注射、微电极埋入、特定脑区损毁等，实现在特定脑区的精准定位。在本实验中，我们将利用脑立体定位技术进行细胞移植，将具有生理功能的人神经前体细胞定点注射到免疫缺陷型小鼠的特定脑区。这些前体细胞在小鼠脑内将分化为特定类型的神经元，与小鼠特定脑区的细胞建立神经连接，形成新的神经网络，产生或恢复特定脑区的神经功能。这种移植方式对于细胞移植治疗某些神经疾病具有重要的理论指导意义。

二、实验材料

1. 实验细胞 人神经前体细胞。

2. 实验动物 6～8 周龄雄性免疫缺陷型小鼠。

3. 实验试剂 PBS，胎牛血清（FBS），阿佛丁，碘伏，乙醇，30% 过氧化氢，金霉素眼膏。

4. 溶液的配制 含 2%FBS 的 PBS 溶液：200μl FBS 溶于 9.8ml PBS。

5. 实验耗材 1.5ml 离心管，棉签，缝合线。

6. 实验器械 剪刀，镊子，持针器。

7. 实验仪器 脑立体定位仪，冷光源，微型颅钻，微量注射器，动物剃毛器，保温垫。

三、实验方法

（1）小鼠用阿佛丁（400mg/kg）麻醉后，将门齿挂在脑立体定位仪的牙齿固定器上。脑立体定位仪的两个耳棒固定在小鼠的两侧耳道上。在保证小鼠头部平行于定位仪底面后，压紧压鼻环，固定小鼠头部。

（2）将金霉素眼膏涂抹在小鼠的眼睛上。打开冷光源。这时光源不会刺激小鼠的眼睛。

（3）用动物剃毛器剃掉小鼠头顶的毛，用碘伏或乙醇消毒头顶部皮肤。在小鼠耳朵后方的头顶区域，用剪刀沿矢状缝将头皮剪开约为 1.5cm 的切口，拉开切口两侧皮肤，暴露小鼠颅骨。

（4）用棉签蘸取 30% 过氧化氢溶液，涂抹暴露出的小鼠颅骨，损坏颅骨表面上的其他组织，进一步暴露前囟、后囟和矢状缝。

（5）将脑立体定位仪上的定位针或颅骨钻沿矢状缝上下移动，为了保证不同位置情况下小鼠颅骨离定位针或颅骨钻的距离相同，可轻微调整脑立体定位仪中牙齿固定器、压鼻环和双侧耳棒的位置和松紧程度。同样地，将定位针或颅骨钻沿前囟或后囟左右移动，轻微调整小鼠固定位置，使小鼠颅骨完全平行于脑立体定位仪的底平面且垂直于定位针或颅骨钻。

（6）按小鼠脑图谱，在小鼠颅骨上标记注射部位。在本次实验中，细胞将注射于小鼠纹状体部位。根据小鼠脑图谱的注释，以前囟为中心点，前囟后 0.0mm，矢状缝两侧 2mm，颅骨向下 3.5mm 的位置即为纹状体所在部位（如果细胞注射在小鼠海马，则以前囟为中心点，前囟后 1.7mm，矢状缝两侧 1.5mm，颅骨向下 1.8mm 的位置是海马所在部位）。

（7）按标记的位置，用颅骨钻在颅骨上钻一个小圆孔。此步骤注意不要伤及小鼠脑内皮层，不要引起出血。

（8）用微量注射器将准备好的吹成小球的人神经前体细胞（10^5 细胞 /μl，溶于含 2%FBS 的 PBS 中）吸入。将微量注射器固定在脑立体定位仪上，针头从钻孔处垂直且缓慢进入，到达注射深度后，再继续进针 0.1mm，停留 2 分钟后，回针 0.1mm。

（9）利用注射泵，分别向两侧纹状体缓慢注射各 1μl 细胞悬液，速度约 0.1μl/min，每侧注射时间约 10 分钟。

（10）注射结束后，留针 5～10 分钟。

（11）为了防止注射的细胞悬液顺着针缝流出，缓慢退针。每次针头退回 0.1～0.2mm，停留 2 分钟，然后再次退针，再次留针，直至全部退针。

（12）将小鼠从脑立体定位仪上移出，放在保温垫上。缝合头部伤口，并用碘伏消毒伤口（图 2-18）。

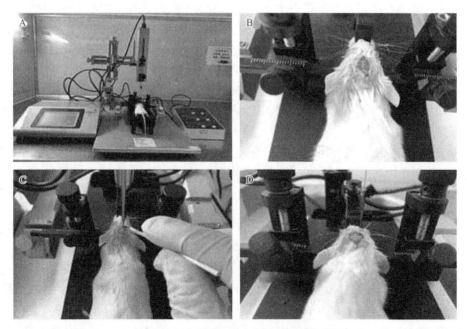

图 2-18　小鼠脑立体定位注射的流程图

A. 小鼠脑立体定位注射的全景图；B. 利用 30% 过氧化氢溶液，暴露小鼠颅骨上的前囟、后囟、矢状缝；C. 按照注射的位置，利用颅骨钻在小鼠颅骨上钻一个小洞；D. 利用微量注射器在钻孔位置注射细胞

四、注意事项

1. 将人的细胞注射入小鼠体内，考虑到免疫排斥的问题，我们选用免疫缺陷型小鼠。

2. 麻醉药的注射量要把控好，麻醉药过少小鼠不易麻倒，麻醉药过多小鼠易死亡。小鼠必须在完全麻醉后才能固定并进行实验，否则小鼠的挣扎将影响整个操作过程。

3. 将小鼠固定于脑立体定位仪上时，一定要保持小鼠头部的水平。双侧耳棒固定小鼠头部时，耳棒不能插得太紧，也不能离小鼠颈部太近，防止迷走神经兴奋而导致小鼠呼吸暂停。

4. 在小鼠颅骨上钻孔时，多次轻微地进行，宁慢勿快，不要伤及脑内组织，不要导致出血。

5. 用微量注射器吸取细胞悬液时，吸取比注射计量（1μl）多一些的细胞悬液，注射时只注射预定计量。

6. 整个下针、注射、退针的过程都必须缓慢进行。

第十节　人源神经前体细胞在小鼠脑内移植的鉴定实验

摘　要

人多能干细胞（hPSC）包括胚胎干细胞（hESC）和诱导多能干细胞（hiPSC），是再生医学治疗领域潜在的细胞来源。在将 hPSC 来源的神经前体细胞移植入疾病模型动物后，这些神经前体细胞能够存活并成熟，有助于帕金森病、亨廷顿舞蹈病、脊髓损伤和癫痫等疾病动物的行为恢复。这些结果突出了 hPSC 来源的神经前体细胞在治疗神经退行性疾病方面的潜力。在细胞移植治疗中，移植的细胞必须替代失去的神经元类型，连接精确的目标，并接受适当的神经支配。然而，移植的神经元并不总能集成到正确的电路中，并忠实地补偿病变神经元的功能，这可能导致治疗效果不完全或过度，严重时甚至会产生副作用。因此，在细胞移植之后，细胞的活性、是否整合入宿主的神经环路等都是十分重要的检测指标。本节主要介绍神经前体细胞移植后活性、功能鉴定的实验方法、检测及注意事项。

一、引言

小鼠灌流、组织包埋、切片和染色是一套连贯的实验流程，也是科研领域基本的实验操作。通过这套操作流程，可检测各组织器官的形态学特征和变化。本实验中，通过细胞移植小鼠的灌流、脑组织包埋、切片和染色，我们可以观察人源移植细胞是否在免疫缺陷型小鼠脑内存活并分化为特定的神经元。小鼠脑片的电生理检测是神经科学领域的重要研究方法，通过这个实验，我们可以考察移植细胞是否整合入小鼠的神经环路。结合两方面的实验，我们能够综合鉴定人源神经前体细胞在免疫缺陷型小鼠脑内是否移植成功。

二、实验材料

1. 实验动物　注射过人神经前体细胞的免疫缺陷型小鼠。

2. 实验试剂　阿佛丁，乙醇，PBS，4% 多聚甲醛，蔗糖，包埋剂，Triton X-100，驴血清，NaCl，KCl，CaCl$_2$，MgCl$_2$，葡萄糖，NaHCO$_3$，NaH$_2$PO$_4$，L-抗坏血酸，肌醇，

丙酮酸钠，$CsMeSO_4$，CsCl，HEPES，磷酸肌酸钠，MgATP，NaGTP，EGTA，QX314，Hoechst33258，抗体，封片剂。

3. 溶液的配制

（1）20%蔗糖：20g蔗糖溶于100mlPBS。

（2）30%蔗糖：30g蔗糖溶于100mlPBS。

（3）穿孔封闭液：含0.1% Triton X-100和10%驴血清的PBS。

（4）细胞外液：125mol/L NaCl，2.5mol/L KCl，2mol/L $CaCl_2$，1mol/L $MgCl_2$，25mol/L葡萄糖，25mol/L $NaHCO_3$，1.25mol/L NaH_2PO_4，0.4mol/L *L*-抗坏血酸，3mol/L肌醇和2mol/L丙酮酸钠，pH7.3～7.4。

（5）细胞内液：148mol/L $CsMeSO_4$，10mol/L CsCl，10mol/L HEPES，5mol/L磷酸肌酸钠，4mol/L MgATP，0.3mol/L NaGTP，5mol/L EGTA和1.25mol/L QX314，pH 7.2。

（6）低 Ca^{2+} 浓度的人工脑脊液：110mol/L蔗糖，60mol/L NaCl，3mol/L KCl，1.25mol/L NaH_2PO_4，28mol/L $NaHCO_3$，0.5mol/L $CaCl_2$，7mol/L $MgCl_2$ 和5mol/L葡萄糖。

4. 实验耗材 离心管，50ml注射器，输液管，载玻片，盖玻片，胶带，玻璃电极，胶水。

5. 实验器械 眼科剪，镊子，止血钳，包埋盒，含95% O_2 和5% CO_2 混合气的钢瓶。

6. 实验仪器 冷冻切片机，荧光显微镜，震荡切片机，电极拉制仪，电生理信号放大器，正置显微镜。

三、实验方法

1. 小鼠灌流、鼠脑包埋及切片

（1）将50ml注射器的针管连接到输液管的一端，针管内灌注约30ml PBS。将针管挂在高处，使PBS充满输液管，并排除管内空气。

（2）用阿佛丁麻醉细胞移植3～6个月后的小鼠，将其四肢完全伸展并用胶带固定于泡沫板上。

（3）用乙醇喷洒小鼠胸腹部，皮毛湿润后毛不容易乱飞。用剪刀在胸部剑突皮肤处剪一个小切口，用镊子夹起剑突，横向剪破胸膜，剪断两侧肋骨，剪开胸腔，用止血钳夹住剑突部位向头的方向翻转，完全暴露心脏。此步骤注意不要误伤心脏和肺。

（4）打开输液管的灌注阀门，以低速缓慢滴注PBS。用镊子小心撕开心包膜。一只手用镊子轻轻固定住心脏，另一只手将输液管的注射针头准确、快速地插入小鼠左心室，此步骤中应避免用针头反复戳心脏。用止血钳固定连接针头的输液管，保持针头不动。用眼科剪快速剪开小鼠右心耳，将灌注速度调至正常，大量血液从右心耳破损处流出。

（5）灌注约20ml PBS后，肝脏颜色显著变浅并发白。此时将50ml针筒内的PBS换为4%多聚甲醛，继续灌注。4%多聚甲醛进入小鼠体内后，会出现小鼠尾巴翘起的现象。

（6）灌注 20～30ml 4% 多聚甲醛后，小鼠全身僵硬，停止灌注。

（7）取下固定的小鼠，自来水稍微冲洗后，在颈部剪下小鼠头部。在小鼠头顶位置，用剪刀沿矢状缝剪开头皮，拉开两侧皮肤，暴露颅骨。用眼科剪从靠近小脑的位置在颅骨两侧各剪一个切口，用镊子沿着切口不断向前脑方向剥离颅骨，逐渐暴露小鼠大脑。用镊子将小鼠大脑与周围组织离断，并夹断颅底神经，使小鼠大脑完全脱离颅骨被剥离出来。

（8）小鼠大脑在 4% 多聚甲醛中后固定 3～4 小时后，依次放入 20% 蔗糖 4℃过夜，30% 蔗糖 4℃过夜。

（9）擦干小鼠大脑表面的水分后，将小鼠脑放在包埋盒中用包埋剂包埋，放入 –80℃冰箱中待用。

（10）将包埋好的鼠脑用冷冻切片机切片，并将切片贴附在载玻片上。每片切片厚 10～20μm，切好的脑片样本放 –80℃冰箱待用。

2. 小鼠脑片切片及免疫荧光检测

（1）切片用 PBS 清洗 3 遍去除 OCT 包埋剂。

（2）穿孔封闭液处理 60 分钟。

（3）用 PBS 把穿孔封闭液稀释一半，并用此液体稀释相应的抗体，如特异性针对人源细胞核的抗体，孵育样品，4℃过夜。

（4）PBS 清洗一抗三次，每次 10 分钟。

（5）用 PBS 配制荧光二抗，室温孵育 60 分钟。

（6）用 Hoechst33258（1：1000）染细胞核，室温孵育 10 分钟。

（7）PBS 清洗二抗三次，每次 10 分钟。

（8）封片剂封片，4℃阴干。

（9）荧光显微镜下观察人源细胞核的表达。

3. 小鼠移植 hPSC 来源的多巴胺能神经前体细胞后的电生理活性检测

（1）活体脑片的制备：将移植了人多巴胺能神经前体细胞 6 个月后的小鼠麻醉后脱颈，迅速将头放入低 Ca^{2+} 浓度的人工脑脊液冰水混合物中。用胶水固定目标脑组织于切片机的载物台上。设定脑片厚度为 400μm，收集脑片后，将脑片转入 36℃并充入 95%O_2 和 5%CO_2 混合气并含 2mmol/L Ca^{2+} 浓度的人工脑脊液中孵育 1 小时备用。

（2）电极制作：用电极拉制仪制作记录所用的玻璃电极，电极阻抗 3～5MΩ。

（3）全细胞膜片钳记录新生神经元的电生理活性：将脑片转移入记录槽中，并用细丝网压住脑片防止移位。在正置显微镜下找到合适实验的细胞，用玻璃电极封接细胞后（图 2-19），将电压钳制在 –80mV。快电容和慢电容用内置的线路进行补偿。破膜之后串联电阻在 4～10MΩ 的细胞用于之后的实验，否则弃用。对串联电阻补偿 30%～70%，补偿之后小于 3MΩ 作为是否进一步记录的筛选条件。实验结束之后，电流数据未补偿部分的串联电阻用 Igor Pro 软件进一步进行补偿，以取得准确的实验结果。所有实验在室温（22～25℃）下进行，数据采样频率在 20～50kHz，低通滤波 6kHz（MultiClamp 700B，Molecular Device）。当形成稳定的封接后，就可以记录神经元的电生理活性。主要记录内容包括以下几个方面。

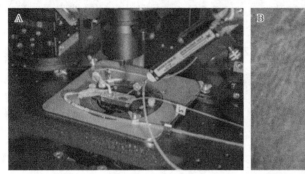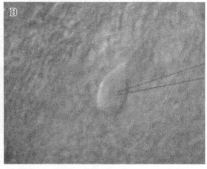

图 2-19　膜片钳操作及光学显微镜下的神经细胞

A. 膜片钳示意图；B. 光学显微镜下的神经细胞

①将 hPSC 来源的多巴胺能神经前体细胞移植到小鼠纹状体 6 个月后，观察前体细胞分化产生的多巴胺能神经元的功能状态。纹状体脑片制作完成后，用不同强度的去极化电流刺激并记录人源性多巴胺能神经元的动作电位，观察不同刺激强度下，动作电位发放的频率以及波形变化，图 2-20。

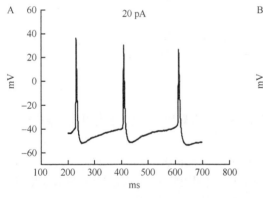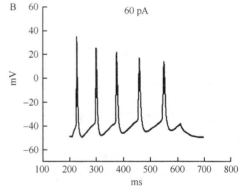

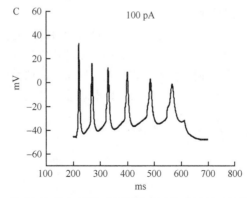

图 2-20　不同电流强度刺激下人源性多巴胺能神经元的放电情况

将 hPSC 来源的多巴胺能神经前体细胞移植小鼠纹状体 6 个月后检测其分化的多巴胺能神经元的放电情况。

A. 20pA 电流刺激；B. 60pA 电流刺激；C. 100pA 电流刺激

②记录自发性兴奋性突触后电流（sEPSCs），观察移植所产生的多巴胺能神经元是否能与周围神经细胞产生突触联系（图2-21）。该实验中，此时细胞内液配方为（单位：mmol/L）：148 CsMeSO$_4$，10 CsCl，10 HEPES，5 磷酸肌酸钠，4 MgATP，0.3 NaGTP，5 EGTA 和 1.25 QX314，pH 7.2。

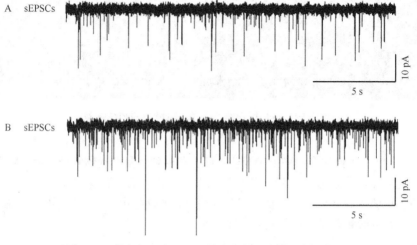

图 2-21　单个细胞上记录到的自发性兴奋性突触后电流

A.将人多能干细胞来源的多巴胺能神经前体细胞移植到小鼠纹状体6个月后，记录其分化产生的多巴胺能神经元的自发性兴奋性突触后电流；（B）小鼠纹状体神经元自发性兴奋性突触后电流

四、注意事项

1. 小鼠用 4% 多聚甲醛灌流后，脑组织在 4% 多聚甲醛中后固定的时间不要超过 8 小时。

2. 小鼠脑组织在蔗糖中脱水时，脑组织沉底后才能进行下一步操作。

3. 如果移植的神经前体细胞自带荧光的话，用相应的荧光蛋白进行染色效果更好。

4. 如果前期的移植成功的话，在细胞注射部位应该有大量人源细胞核表达，并且能于相应的神经元类型共标。

5. 小鼠脑片制作完成后，必须在充有 95%O$_2$ 和 5%CO$_2$ 混合气的人工脑脊液中进行孵育，实验进行中，也必须一直给氧，否则容易造成细胞缺氧，影响细胞功能。

6. 电极制作时，应尽量使电极阻抗相一致，阻抗太高或太低都会影响封接效果。

7. 破膜之后，串联电阻不高于 10MΩ，如电阻过高可能是破膜效果不好或者电极本身阻抗太高。

第三章　小鼠慢性肝脏纤维化模型

摘　要

小鼠慢性肝脏纤维化模型是一种广泛应用的外科模型，用于模拟肝脏慢性纤维化的发生发展过程。在实验室中，模拟小鼠肝纤维化可通过外科干预（如胆管结扎）、纤维化相关基因的敲除干预（如 Mdr2 基因敲除小鼠）或应用肝毒素药物诱导。特别是利用单次或多次的四氯化碳（CCl_4）注射已经成为诱导慢性肝纤维化最常用的手段。

一、引言

CCl_4 被广泛用作溶解非极性化合物（如脂肪和油）的溶剂。CCl_4 的急性毒性已在许多动物研究中得到证实。CCl_4 导致肝损伤的致病机制主要是由于肝脏中由细胞色素 P450 单加氧酶超家族（CYP 家族）将 CCl_4 代谢为三氯甲基自由基（CCl_3）。随后，这种自由基与肝脏细胞内的核糖核酸、蛋白质以及脂质发生反应，从而对细胞造成损害。在大鼠上进行的研究表明，口服摄入的半数致死剂量（LD50）在 4.7 ～ 14.7ml/kg，具体数值取决于大鼠自身的健康及营养水平。单次口服玉米油溶解的 CCl_4 会导致肝脏重量增加、小鼠脂肪水平升高、血清尿素水平升高、肝酶活性增加，以及明显的肝损伤伴肝细胞坏死的病理学证据。而长期口服 CCl_4 会导致明显的肝毒性，以及肝脏纤维化程度加重、胆管增生、肝硬化甚至发展至肝细胞癌（HCC）。CCl_4 导致的肝毒性有四个不同的发生发展阶段。在给药后的前两周或 3 周主要特征为肝细胞的坏死，表现为肝脏特异性酶活性升高。在接下来的 2 ～ 3 周，肝脏脂肪大量堆积，血清甘油三酯和谷草转氨酶水平显著升高，而肝功能明显降低。在第三阶段，谷草转氨酶继续升高，羟脯氨酸和甘油三酯水平升高，总体肝功能进一步降低。在最后的阶段，观察到肝脏萎缩。在此期间也可能发生血清白蛋白显著降低和小鼠体重的减轻等一系列肝损伤现象，这表明在长时间的纤维化过程中肝功能逐渐丧失。

二、实验材料

1. 实验动物及伦理　所有程序均经动物伦理委员会批准并执行。本实验使用 8 ～ 10 周龄的雄性 C57BL/6J 小鼠（体重 25 ～ 30g）。

2. 实验操作台准备　无特定病原体级动物房内超净台，经紫外及高温高压灭菌的动物饲养笼盒、生物安全框。

3. CCl_4 肝纤维化造模用品　一次性 1ml 注射器，玉米油，CCl_4，乙醇棉球，无菌手套，小鼠体重秤。

4. 设备和耗材　切片机、烘干机、显微镜、玻片、二甲苯、乙醇、天狼星红染色试剂盒。

三、实验方法

1. 物品准备

（1）所有准备物品经紫外或高温高压灭菌后进入 SPF 级动物房。

（2）将所需物品及小鼠放至超净台中。

2. 配制 CCl_4 玉米油溶液

（1）称取小鼠重量，按照 1ml/kg 计算小鼠所需的 CCl_4 玉米油溶液量。

（2）在通风橱内配置 CCl_4 玉米油溶液，按照 1（CCl_4）：9（玉米油）配制。

（3）用一次性 1ml 注射器吸取小鼠所需的 CCl_4 玉米油溶液。

3. 小鼠腹腔注射 CCl_4 玉米油溶液

（1）将需要造模的小鼠放至干净的饲养笼盒中。

（2）腹腔注射时右手持吸取了 CCl_4 玉米油溶液的一次性 1ml 注射器，左手的小指及环指扣住小鼠的尾巴，另外 3 个手指抓住小鼠的颈部，使小鼠的头部向下。这样腹腔中的器官就会自然倒向胸部，防止注射器刺入时损伤腹膜以及内部脏器。从小鼠下腹部左侧或右侧进针，进针时针头朝向小鼠头部方向刺入皮肤，针头到达皮下后，沿皮下向前推进 2mm 左右，然后针头以斜 45° 角刺入腹膜，进入腹腔。此时需要在针头不动的情况下进行回抽，如无血液或尿液等吸出，则将 CCl_4 玉米油溶液缓缓推入小鼠腹腔内；如有血或尿液吸出，则拔出针头，用无菌棉球轻按进针处止血 5 分钟左右再在旁侧进针继续完成腹腔注射操作。注射完 CCl_4 玉米油溶液后，拔出针头，并轻微旋转针头，防止漏液。

4. CCl_4 造模时间的选取

（1）将注射完 CCl_4 玉米油溶液的小鼠放至干净的饲养笼盒中，并放至笼位架上。

（2）注射后 1 小时应重新检查小鼠是否有出现异常，此后每 24 小时应重新检查 1 次。

（3）CCl_4 给药的时间间隔为 2～3 天。

（4）CCl_4 造模时间的终止取决于每项研究的具体目的。如果是对肝脏的急性炎性反应的研究，建议在 24 小时和 48 小时后采集组织。如果研究轻度纤维化，建议在 CCl_4 给药 2～4 周后进行研究，而严重纤维化或肝硬化可在治疗 6～8 周及 12 周后进行观察。

5. 评估肝纤维化程度

（1）CCl_4 造模 8 周以后可对小鼠阿佛丁麻醉后颈椎脱臼处死小鼠，收集小鼠血清以备检测。

（2）收集小鼠肝脏石蜡标本并进行天狼星红染色，进行肝脏纤维化程度评估（图 3-1）。

小鼠组织切片制作：将小鼠肝脏的石蜡块放置于切片机上，以 6μm 厚度收取小鼠肝脏石蜡切片标本，并于 42℃ 烘干机上烘干过夜。

①二甲苯：第一次 10 分钟；第二次 10 分钟。

②无水乙醇及二甲苯 1：1：10 分钟。

③100% 乙醇：第一次 10 分钟；第二次 10 分钟。

④ 95% 乙醇：5 分钟。

⑤ 75% 乙醇：5 分钟。

⑥ 50% 乙醇：5 分钟。

⑦双蒸水：5 ～ 10 分钟。

⑧天狼星红染色液染色：1 小时。

⑨流水冲洗 5 分钟。

⑩苏木精液染色：10 分钟。

⑪流水冲洗 5 分钟。

⑫ 95% 乙醇：3 分钟。

⑬无水乙醇：第一次 3 分钟，第二次 3 分钟。

⑭无水乙醇二甲苯 1：1：10 分钟。

⑮二甲苯：第一次 10 分钟；第二次 10 分钟。

⑯中性树胶封片，通风橱内晾干，正置显微镜拍照。

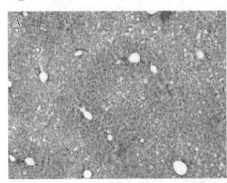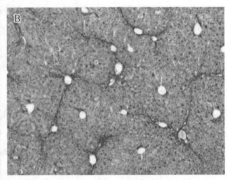

图 3-1　肝脏组织切片天狼星红染色

A. 为假手术图；B. CCl₄ 注射 8 周后小鼠肝脏组织切片的天狼星红染色图。CCl₄ 注射 8 周后，红色的胶原沉积明显增加，纤维化程度明显加重

四、注意事项

1. 四氯化碳（CCl₄）是一种无色有毒液体，具有一定的毒性，因此需专人专管保存在安全柜内。储存时需注意，远离可能的火源和热源。温度不宜超过 30℃，相对湿度不超过 80%。保存时应注意严格密封容器，与活泼金属或易反应的化学试剂分开放置，不能混存。

2. CCl₄ 取用时需严格登记，专人专管，在吸取液体时，建议佩戴防毒面具及护目镜并穿戴相应的防毒工作服和手套进行操作，并需在专门的生物安全柜中，保持负压通风状态进行操作。操作人员必须经过一定的安全培训并严格遵守相应守则。

3. 由于 CCl₄ 遇明火或高温会产生剧毒的光气和氯化氢烟雾，因此不慎发生 CCl₄ 的燃烧时灭火需佩戴全防毒面具，穿戴全身防火防毒服，使用二氧化碳灭火器进行灭火。

4. 若发生 CCl₄ 的泄露，则应迅速撤离人员并进行区域隔离，在佩戴全防毒面具，穿戴全身防毒服后应急人员方可寻找并切断泄露源。小量泄露用活性炭或惰性材料即可吸收。大量泄漏时在撤离人员并进行区域隔离后需交予专业人员处置。

5. 对小鼠进行 CCl_4 肝脏纤维化造模时与 CCl_4 接触的相关耗材不能随意丢弃，应对其进行有毒物分类管理。

6. 在对小鼠进行 CCl_4 肝脏纤维化造模前需充分练习抓取小鼠，防止不当手法导致小鼠的应激或啃咬实验人员，也应拥有充足的小鼠繁育经验。

7. 在对小鼠进行 CCl_4 肝脏纤维化造模前应充分练习腹腔注射手法，保证实验的均一性，减小人为误差。

8. 由于不可避免会存在小鼠的个体差异，在初次注射 CCl_4 给药后可持续观察一段时间小鼠是否出现应激、不适的状态或其他不良反应，若出现则及时记录以便后续分析。

9. 在对小鼠进行长期的 CCl_4 给药时需时刻关注小鼠的状态，若有死亡需及时记录在案。

10. 由于不同时程 CCl_4 诱导的肝脏纤维化有着不同的肝脏表型，因此实验人员应对本课题所需的模型有充足的了解后再选取适合的给药时程。

11. 评估肝脏纤维化除本文所涉及的天狼星红染色之外，也可提取肝脏组织的信使 RNA 或者蛋白对其进行纤维化相关基因的检测如 I 型胶原蛋白、III 型胶原蛋白或 α 平滑肌肌动蛋白等进行辅助检测。

12. 在组织取材的过程中应注意组织固定的时间，固定时间太长会导致抗原封闭，对某些需抗体检测的指标造成干扰。

13. 在组织脱水透明的时候使用到有毒性的二甲苯试剂，注意应在通风橱内全程操作，二甲苯是有机溶剂，不可与塑料等容器接触，需采用玻璃制品进行样本的保存与处理。

14. 在组织切片时，实验者应先充分练习石蜡切片技术，由于会使用到锋利的刀片，应注意自身的防护与安全，并在使用之后及时取下丢弃在利器盒中，不可随意丢弃。

15. 对切片进行脱蜡时，同样会使用到有毒性的二甲苯试剂，需注意应在通风橱内全程操作。

16. 天狼星红染色是一种有效反映肝脏纤维化的染色方法，在使用天狼星红染色之前，实验者应熟悉天狼星红染色的原理及数据统计的方法。在进行胶原面积的统计的时候，应注意统计时方法的一致性，保证客观准确性。

17. 在对已染色完毕后的切片进行脱水时，同样会使用到有毒性的二甲苯试剂，需注意应在通风橱内全程操作。

18. 对刚刚树胶封片后的切片应保存在通风橱至少 24 小时，且保证通风橱的正常运转，防止二甲苯试剂的挥发污染和对人员产生伤害。

19. 在对染色完毕后的切片进行图像采集时，应注意图像的放大倍数与尺寸，以及注意曝光强度参数、饱和度等参数，并记录，在采集的过程中勿随意更改参数造成人为误差。

第四章　整体肾脏免疫荧光染色及共聚焦三维重建

摘　要

肾脏是位于哺乳动物脊柱两侧的对称性器官，其基本功能是泌尿功能，排泄代谢产物和毒物等，调节机体的水、电解质及酸碱平衡，从而维持内环境稳定。同时，肾脏还具有内分泌功能，它可以生成肾素、红细胞生成素与活性维生素 D_3 等物质，从而保证机体新陈代谢的正常进行。现如今，肾脏疾病已成为继肿瘤、心脑血管病、糖尿病之后又一类严重威胁人类健康的疾病。因此，阐明肾脏发育过程中复杂的分子信号转导机制将明确肾脏疾病的发病机制，有助于肾脏疾病的早期诊断和治疗方案的设计。了解肾脏发育过程和机制，阐明肾脏疾病的发病机制将有助于早期诊断肾脏疾病并为其治疗提供理论基础。整体肾脏免疫荧光染色及共聚焦三维重建技术为肾脏的发育和疾病研究提供了关键技术。

一、引言

肾脏起源于中胚层体节外侧的细胞索，在胚胎发育过程中依次经过原肾、中肾、后肾三个发育阶段，三个阶段在时间上依次发生。小鼠的肾脏发育从胚胎 8.5 天（E8.5）开始，到出生后 7 天（P7）结束。E8.5 时，小鼠生成生肾索为肾脏发育的起源，之后生肾索不断延长，E10.5 时输尿管芽形成并突入后肾间充质，E11.5 时形成初级分支并与周围的后肾间充质共同构成后肾。后肾由输尿管芽（UB）及其周围的后肾间充质（MM）组成：输尿管芽于胚胎 E10.5 时突入后肾间充质，E11.5 时形成初级分支，然后开始后肾的发育。

在肾脏发育过程中，输尿管芽和后肾间充质的交互诱导是肾脏发育的基础和必须条件：后肾间充质诱导输尿管芽的发出并侵入间充质形成分支，输尿管芽诱导后肾间充质分化并维持其生存。最终输尿管芽经过 11 轮分支后发育为肾脏的集合系统。肾单位发育的诱导仅发生于正在发展的输尿管芽的尖端。在多种分泌因子的作用下，输尿管尖端周围的间充质细胞被诱导聚集并形成帽间充质，并在肾小球毛细血管簇发展并附着于近端小管之前，依次分化形成肾囊泡、comma 型小体、S 型小体。S 型小体与输尿管芽形成的集合管、突入的毛细血管球融合，最终形成肾单位，即肾脏的功能单位。另一部分间充质细胞则发育成为基质细胞。

胚胎发育早期肾脏输尿管芽和后肾间充质细胞相互诱导并最终形成肾脏的集合系统和肾单位。一般情况下，每一个输尿管芽分支和其子代集合管诱导形成一个肾单位。7 级分支后每个输尿管壶腹可以诱导形成 5 个左右的肾单位，最终成人肾单位的数目约为 600 000 个。由此可见，输尿管芽及其分支的形成是肾脏发育的关键和基础。

肾小球毛细血管壁构成过滤膜过滤血液，过滤膜从内到外有三层结构：内层为内皮细胞层，为附着在肾小球基底膜内的扁平细胞；中层为肾小球基膜为控制滤过分子大小的主要机械屏障；外层为上皮细胞层，又称足细胞，其间有许多狭小间隙，血液经滤膜过滤后，滤液入肾小球囊。血管球有两个极，即血管极和尿极。血管极包括血液流入的入球小动脉及引流出血液的出球小动脉。血管极处有少量结缔组织细胞，随血管进入血管球，分布于毛细血管袢之间，构成血管系膜，由系膜细胞和系膜基质组成。与血管相对的另一端为血管球与肾小管相连接，称尿极。

胚胎发育期输尿管芽发育异常可导致输尿管畸形和肾脏畸形，输尿管畸形是最常见的泌尿系统畸形之一，任何输尿管疾病均会引起动力性或机械性输尿管梗阻，导致肾积水、感染和肾功能损害。肾小球是血液过滤器，其发育异常会导致肾小球结构异常，进而导致肾小球滤过功能下降，出现血尿、蛋白尿等表现。原发性肾小球疾病占肾小球疾病的大多数，是目前我国引起慢性肾衰竭的主要原因。了解肾脏发育过程和机制，阐明肾脏疾病的发病机制将有助于早期诊断肾脏疾病并为其治疗提供理论基础。

在本章中，我们将详细说明肾脏整体免疫荧光染色和激光共聚焦显微三维重建的实验步骤与成功获取荧光图像所需的关键步骤。

二、实验材料

1. 实验动物　孕 E13.5 雌性 C57BL/6J 小鼠，P0.5 新生 C57BL/6J 小鼠

2. 实验试剂　PBS，PFA，Na_2HPO_4，NaH_2PO_4，甲醇，Triton X-100，二甲基亚砜，过氧化氢，甘油，双蒸水，蔗糖，包埋剂，脱脂奶粉，牛血清白蛋白，所需一抗及对应二抗抗体，DAPI。

3. 溶液的配制

（1）0.5%PBST：0.5%Triton X-100 溶解于 PBS 中。

（2）0.25%PBST：0.25%Triton X-100 溶解于 PBS 中。

（3）3% 过氧化氢溶液：用 30% 过氧化氢溶液稀释。使用当日新鲜配制。

（4）PBSMT：5% 脱脂奶粉溶于 0.5% PBST 中，4℃存储。使用当日新鲜配制。

（5）PBT：0.2% 牛血清白蛋白溶于 0.5%PBST 中。使用当日新鲜配制。

（6）4% PFA 固定液

A 液：21.8g Na_2HPO_4，6.4g NaH_2PO_4，加入定容至 1L。

B 液：4g PFA 加 50ml 水，加热至 60℃，并加入适量 NaOH 促进溶解。

然后把 A 液和 B 液 1∶1 混合，过滤后 4℃保存。

4. 实验耗材　移液器，包埋剂。

5. 实验器械　解剖器械（解剖剪，镊子），解剖皿，包埋瓶。

6. 实验仪器　光学解剖显微镜，体式荧光显微镜，正置荧光显微镜，共聚焦显微镜，冰冻切片机，水平摇床，烤片机，4℃冰箱。

超净工作台，光学显微镜，血细胞计数板，恒温水浴锅，培养箱，离心机，干热灭菌仪，X 射线辐照仪，高压蒸汽灭菌锅。

三、实验方法

1. 整体免疫荧光染色

（1）第 1 天

1）下午 4 ～ 5 点钟将一只雄鼠和两只雌鼠置于同笼中交配，第 2 天检查雌性小鼠生殖道口是否有乳白色块状物（阴栓），观察到阴栓的当天上午为胚胎期 0.5 天（E0.5）。

2）孕 E13.5 天小鼠阿佛丁麻醉后，剖开孕鼠腹部，用解剖剪小心去除与子宫相连的组织，取出整个子宫放入盛有 PBS 的解剖皿中。后在解剖镜下剖出小鼠胚胎，打开胚胎腹腔，去除肝脏、胃和肠等消化器官，暴露出贴近背侧的肾脏，小心去除肾脏旁的性器官、肾上腺和肾包膜等组织后，取出肾脏及输尿管（图 4-1）。

3）将组织置于玻璃包埋瓶中，更换 PBS 溶液，于通风橱内加入 40% PFA 溶液固定 30 分钟，后更换固定液一次，并于 4℃摇床固定过夜。

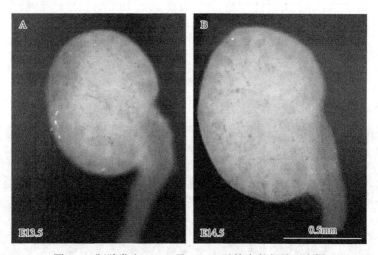

图 4-1　胚胎发育 E13.5 及 E14.5 天的小鼠肾脏形态图

A. 体式显微镜显示的胚胎发育 E13.5 天的小鼠肾脏形态；B. 体式显微镜显示的胚胎发育 E14.5 天的小鼠肾脏形态

（2）第 2 天：吸除包埋瓶内的 PFA 溶液，室温摇床上用 PBS 清洗组织 3 次，每次 5 分钟，以洗去残留的 PFA 溶液。之后将包埋瓶中的液体换为 50% 甲醇（两次，每次 15min），75% 甲醇（两次，每次 15 分钟），100% 甲醇。

（3）第 3 ～ 4 天：将包埋瓶置于室温中恒温 15 分钟，瓶中液体更换为新鲜配制的 100% 甲醇，置于室温摇床轻摇 15 分钟。后将瓶中液体更换为 3% 过氧化氢溶液，室温摇床上放置 4h，后将瓶中液体依次更换为 100% 甲醇溶液（两次，每次 15 分钟），75% 甲醇（一次，5 分钟），50% 甲醇（一次，15 分钟），PBS（一次，5 分钟），PBST（一次，5 分钟），于 4℃摇床上用 PBSMT 封闭 2h。用 PBSMT 配制一抗（1 : 80，加 10% 二甲亚砜），一抗于 4℃摇床上孵育 1.5 天（图 4-2）。

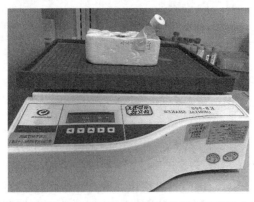

图 4-2　抗体孵育或液体较少时可将包埋瓶倾斜固定于泡沫盒后置于摇床上

（4）第 5 ～ 6 天：将包埋瓶中液体更换为新鲜的 PBSMT 溶液并置于 4℃摇床上（4 ～ 6 次，每次 2h）。用 PBSMT 配制二抗（1 ∶ 200，加 10% 二甲基亚砜），二抗于 4℃摇床上孵育 1.5 天。

（5）第 7 天：包埋瓶置于室温中恒温 15 分钟，瓶中溶液换为 PBT（2 次，每次 15 分钟），后可到荧光显微镜下进行观察，检查荧光染色状况。样品于 4℃存放。后将组织分别置于 30% 甘油（室温 4 ～ 6h），50% 甘油（4 ～ 6h），70% 甘油（4℃过夜）及 95% 甘油中并于 4℃存储，最后利用荧光显微成像（图 4-3）。

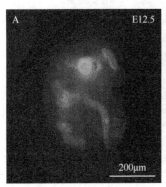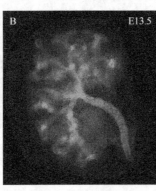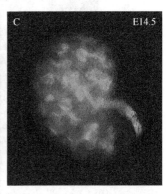

图 4-3　胚胎期（E12.5 ～ 14.5 天）小鼠肾脏钙黏附蛋白 E（E-cadherin）整体荧光染色结果
A. 胚胎发育 E12.5 天小鼠肾脏钙黏附蛋白 E 整体荧光染色结果显示输尿管分支情况；B. 胚胎发育 E13.5 天小鼠肾脏钙黏附蛋白 E 整体荧光染色结果显示输尿管分支情况；C. 胚胎发育 E14.5 天小鼠肾脏钙黏附蛋白 E 整体荧光染色结果显示输尿管分支情况

2. 共聚焦三维重建　将出生后 0.5 天的小鼠（P0.5）阿佛丁麻醉后颈椎脱臼法处死，打开小鼠腹腔，去除腹腔内其他组织器官，充分暴露肾脏，用镊子小心分离肾脏，避免挤压或机械损坏组织，将肾脏标本放入 4% PFA 中 4℃固定过夜。

（1）将固定好的标本从 4% PFA 中取出，PBS 洗 3 遍，每遍 5 分钟。

（2）将肾脏标本依次浸入 10%、20%、30% 蔗糖 /PBS，每步 4 ～ 6h 直至肾脏组织沉底。

（3）浸入 30% 蔗糖与包埋剂 1 ∶ 1 混合液中 4℃摇床轻摇 2 ～ 4h。

（4）解剖显微镜下包埋剂包埋，–80℃冰箱存储。

（5）切片时将标本取出，放入冷冻切片机内平衡 30 分钟，冷冻切片 20μm。切片室温放置 15 分钟，待其晾干后 –80℃冰箱存储。

（6）取出切片，室温风干 15 分钟至无水，置于 37℃烤片机 20 分钟。

（7）PBS 洗 5 分钟，0.25% Triton X-100-PBS（PBST）清洗两遍，每遍 5 分钟。

（8）5% 牛血清白蛋白 /0.25%PBST 室温湿盒内封闭 2h。

（9）0.25%PBST 清洗一遍，后在切片上滴加适量（130 ～ 180μl）稀释（用 5% 牛血清白蛋白稀释）到适当浓度的一抗 4℃孵育过夜。

（10）第 2 天取出湿盒，室温平衡 20 分钟，再用 0.25%PBST 清洗 2 遍，每遍 15 分钟。

（11）荧光标记的二抗用 5% 牛血清白蛋白按 1∶200 的比例稀释，室温孵育 2 小时。

（12）0.25%PBST 清洗 2 遍，每遍 20 分钟。

（13）0.1mg/ml 的 DAPI 用双蒸水按 1∶500 比例稀释后室温孵育 10 ～ 15 分钟。

（14）0.25%PBST 清洗 2 遍，每遍 15 分钟。

（15）用封片剂封片，在荧光显微镜下观察并拍照。

（16）根据所获图像圈选合适的组织部位，使用激光共聚焦显微镜在选中位置的 Z 轴上进行扫描。

（17）将扫描所获图像用 Image J 软件处理合成重建为三维图像（图 4-4）。

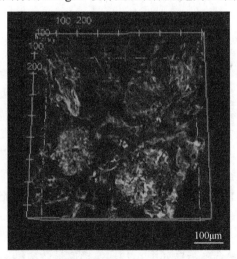

图 4-4　P 0.5 天小鼠肾小球三维重建图像

利用 Image J 软件对 P 0.5 天小鼠肾小球三维重建后的图像，其中绿色代表 Pecam，标记血管内皮细胞；红色代表 Nephrin，标记肾小管上皮细胞。放大倍数为 40 倍

四、注意事项

1. 免疫荧光染色时，抗体孵育和清洗必须在 4℃操作。

2. 清洗固定液或孵育的抗体等步骤时，吸管避免接触器官和组织，从而保护组织结构的完整性。

3. 甘油透明过程中，注意保持器官和组织的正常形态。

第五章彩图

第五章　新型冠状病毒刺突蛋白和抗体的分析

摘　要

新型冠状病毒的刺突蛋白和宿主的血管紧张素转化酶2（ACE2）受体结合，是病毒入侵的关键机制，也是中和抗体阻断病毒感染的关键靶点。尽管基因测序和蛋白质测序技术对刺突蛋白的分析技术非常成熟，刺突蛋白的糖基化修饰结构的分析仍然是一个挑战。近年的糖蛋白测序技术，尤其是对胰酶消化后糖肽的直接测序技术，使得刺突蛋白的测序成为可能。在本章节中，我们将详细说明刺突蛋白全部糖肽测序的所有操作内容。另一方面，中和抗体的产生是人体对新型冠状病毒产生免疫力的主要机制之一，机体在免疫应答的过程中，如果发生抗体 Fc 段的异常糖基化，会通过 Fc 受体过度激活单核细胞，产生炎症因子风暴和重症新型冠状病毒感染。在本章节中，我们将详细说明针对刺突蛋白抗体的分析实验，包括抗体 Fc 段的糖基化分析和病毒中和实验。

一、引言

1. 冠状病毒刺突（spike，s）蛋白　疫苗和抗体研究的重要靶点。冠状病毒 spike 蛋白是 T 细胞免疫和抗体中和的关键靶点（图 5-1）。最近多个研究组报道新型冠状病毒感染康复患者体内检测到针对 spike 蛋白受体结合区域的抗体，并成功分离出多株有效中和病毒的单克隆抗体。多种表达 spike 蛋白的疫苗可以诱导中和抗体并保护机体免于重症感染。对 S 蛋白的 T 细胞免疫也有研究报道，董晨组报道在新型冠状病毒感染康复患者中检测到针对 S 抗原的细胞毒性 T 细胞（CTL）。spike 蛋白在人类主要组织相容性复合体（MHC）通路呈递产生的 T 细胞抗原表位尚缺少研究（图 5-1）。

2. 冠状病毒 spike 蛋白的结构和抗原　S 蛋白是高度 *N*- 糖基化的蛋白，形成三聚体，属于 I 类病毒融合糖蛋白（图 5-2），包括信号肽、细胞外区域、跨膜区、胞内区。S 蛋白被蛋白酶剪切为 S1 和 S2 亚基。必须由 Cathepsin L 在病毒融合肽上游剪切，才能激活 S 蛋白的膜融合区域，入侵靶细胞。S 蛋白识别靶细胞的受体是 ACE2，S 蛋白 S1 亚基为受体结合区域（RBD）。晶体结构显示，RBD 通过凹面和 ACE2 结合。和 ACE2 接触的蛋白区域形成 RBM 模体。RBM 模体是酪氨酸富集区，含有羟基和疏水环。RBD 含有多个半胱氨酸，形成二硫键，对 SARS 等病毒的致病性和宿主选择性有重要作用。

S1 亚基和 ACE2 结合后，引起 S2 亚基的构象变化，导致融合肽（fusion peptide）插入靶细胞膜，HR1 和 HR2 区域形成 6- 螺旋的捆状融合核心结构，将病毒膜和细胞膜的距离缩短而达到融合。融合肽、HR1、HR2 区域都是干扰抑制病毒融合的关键靶点（图 5-2）。

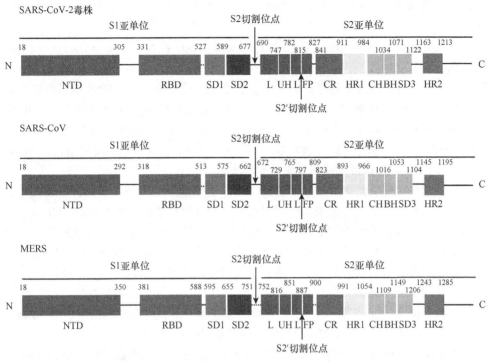

图 5-1　冠状病毒 spike 蛋白。SARS-CoV-2 和 SARS-CoV，MERS-CoV 在 spike 蛋白的糖基化呈现了高度的保守性

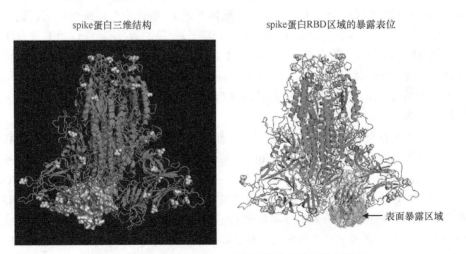

图 5-2　SARS-CoV-2 spike 蛋白的结构和抗原表位模拟

我们分析了 SARS-CoV-2 spike 蛋白的糖基化位点和糖链结构，进行了 SARS-CoV-2 spike 蛋白的结构模拟。左图左下角（灰色区域）为 RBD。N- 糖基化位点的第

一个单糖（GlcNAc）以黄颜色标记。右图从另一侧显示 RBD 存在一个糖基化未能屏蔽的表面暴露区域（箭头所指蓝色区域）

3. 冠状病毒 spike 蛋白研究的挑战 进化高度保守的糖基化对 RBD、FP、HR1、HR2 区域的屏蔽

对人类致病的冠状病毒在 spike 蛋白的糖基化集中在 NTD、受体结合区域和 S2 区。这些糖基化的高度保守，提示糖链在屏蔽免疫位点有重要作用。目前急需回答的难题是：①糖链的屏蔽怎样影响抗体分子对 spike 蛋白的识别？冷冻电镜研究结果提示糖链屏蔽一定区域的表面，但是对抗体分子识别的影响没有实验数据。②糖链的屏蔽怎样影响 spike 抗原在 MHC 呈递通路？虽然通过 NetMHC 等软件可以预测 spike 抗原在人群中被 MHC 呈递通路，但是 N- 糖基化是否影响 spike 糖蛋白在 MHC Class Ⅰ和 MHC Class Ⅱ通路的呈递尚不清楚。

4. 新型冠状病毒刺突蛋白特异性 IgG 的 Fc 段糖基化的分析 重症新型冠状病毒感染患者的死亡机制尚不清楚，病理解剖发现肺部的弥散性血管内凝血（DIC），临床实验室提示 IL6 等细胞因子风暴。单核巨噬细胞是促炎细胞因子的主要来源，激活单核巨噬细胞的机制尚不明确。2021 年斯坦福大学和阿姆斯特丹大学分别独立报道了重症新型冠状病毒感染患者中特异结合刺突蛋白受体结合区域的抗体的糖基化分析，发现重症患者抗体的核心岩藻糖的缺失增加，而这一异常糖基化的结构修饰的抗体具有很强的促炎功能。异常糖基化的结构修饰的抗体和单核细胞表面 FcRⅢa 受体有极高的亲和力，并促进单核细胞分泌 IL6、IL1b、TNFa。

新型冠状病毒通过刺突蛋白的宿主 RBD 侵袭宿主细胞。免疫球蛋白 G 分子的可变区通过对 RBD 的结合而直接发挥中和和阻断作用。免疫球蛋白 G 分子的可结晶区（Fc）可以和补体结合，也可以和表达 Fc 受体的免疫细胞结合。表达 Fc 受体的免疫细胞有单核巨噬细胞、NK 细胞等。抗体通过 Fc 段结合免疫细胞后可以调节免疫细胞的功能。Fc 受体有激活性和抑制性两类。Fc 段的 N- 糖基化位点有复杂多样的 N- 糖链结构修饰，其中核心岩藻糖是重要修饰之一（图 5-3）。这些 N- 糖链可以调节 Fc 结合 Fc 受体的亲和力，如 N- 糖链的核心岩藻糖调节 Fc 和 FcR Ⅲ a（激动性受体）的结合。N- 糖链被核心岩藻糖修饰后，对 FcR Ⅲ a 的亲和力下降数十倍，是避免 FcR Ⅲ a 被过度激活的分子机制。

有团队用重组 RBD 亚单位吸附了重症新型冠状病毒感染肺炎患者和轻症患者的特异性抗体，用半定量质谱分析了 IgG1、IgG2、IgG3、IgG4 的含量，并分析了各种亚型的 IgG 分子 Fc 段的糖基化。结果发现重症肺炎患者中，缺失核心岩藻糖（core fucose）的 IgG1 显著升高（图 5-3）。用生物膜干涉技术方法检测了重症肺炎 RBD 特异的 IgG 和 FcR Ⅲ a 的亲和力，发现重症肺炎组和轻症肺炎组相比，RBD 特异的 IgG 结合重组 Fc R Ⅲ a 显著增强。在激活单核细胞的实验中，重症肺炎组的 RBD 特异的 IgG 引起了单核细胞的细胞因子释放，而轻症患者的 RBD 特异 IgG 不能激活单核细胞释放细胞因子。这一系列发现为解释重症肺炎的发生机制提供了单核细胞激活的线索，也为重症肺炎的早期诊断提供了血清标志物。尚未回答的问题是：特异抗体 Fc 段的糖基化缺失的机制是什么？发生在 B 细胞分化的哪个阶段？如何纠正 S

抗原特异抗体的岩藻糖糖基化缺失？在疫苗研发的过程中，可能发生的特异抗体的岩藻糖糖基化缺失也是一个应该监测的血清学指标。

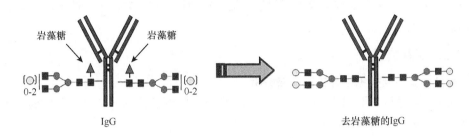

IgG分子的Fc段糖基化发生异常

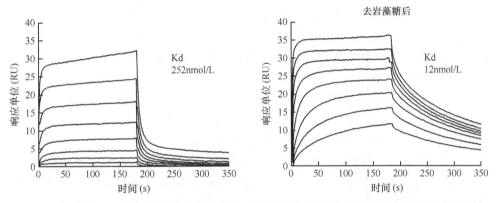

Fc和FcgⅢa受体的亲和力改变

图 5-3　IgG 抗体 Fc 段的 N- 糖基化在重症新型冠状病毒感染肺炎患者中发生异常，产生核心岩藻糖缺失。而核心岩藻糖缺失的 Fc 和 Fc 受体（FcgⅢa）亲和力增加，从而激活单核细胞。

　　在下文中，我们将详细说明新型冠状病毒刺突蛋白的糖肽测序方法、疫苗免疫新型冠状病毒产生特异中和抗体的测定方法、特异抗体的单细胞测序分析方法和特异抗体的 Fc 段糖基化分析方法。

二、实验材料

1. 实验细胞　293T-ACE2 细胞

2. 实验动物　6 周龄 C57BL/6J 小鼠

3. 实验试剂　6.1mol/L 三氯乙酸，8mol/L 尿素，100mmol/L TrisHCl（pH8.5），5mmol/L 三（2- 羧乙基）膦盐酸盐（TCEP），10mmol/L 碘乙酰胺，胰凝乳蛋白酶、胰蛋白酶，新型冠状病毒刺突蛋白单聚体，新型冠状病毒刺突蛋白三聚体，Sulfo-NHS-cy5，抗小鼠 CD19 抗体，辣根过氧化物酶（HRP）标记的羊抗小鼠 IgG 抗体，检测 HRP 的酶联免疫吸附测定（ELISA）显色试剂，PBS，Tween20，牛血清白蛋白，DMEM，胎牛血清，甲酸（formic acid），乙腈。

4. 实验耗材　注射器，离心管，96 孔板，细胞培养皿，超滤管。

5. 实验器械 移液器。

6. 实验仪器 Milli-Q 超纯水机，Easy-nLC 10000 system，纳升级的液相色谱系统，30cm 分析色谱柱（填充剂为 ReproSil-Pur C18 AQ 1.9μm resin），mono-Spin C18 色谱柱，Q Exactive 质谱仪，荧光显微镜，流式细胞仪，培养箱，水平摇床，多功能酶标仪。

三、实验方法

1. 从糖蛋白制备糖肽并进行质谱分析

（1）刺突蛋白用 6.1mol/L 三氯乙酸沉淀。蛋白沉淀用 8mol/L 尿素（溶解于 100mmol/L Tris-HCl，pH8.5）溶解。

（2）加入 5mmol/L 三（2-羧乙基）膦盐酸盐（TCEP）孵育 20 分钟，还原蛋白。

（3）加入 10mmol/L 碘乙酰胺孵育 15 分钟，进行蛋白烷基化反应。

（4）按照 1∶100 的重量加入胰凝乳蛋白酶，在 25℃反应 1 小时。再按照 1∶50 的重量加入胰蛋白酶，在 37℃反应 1 小时。加入甲酸中止反应。

（5）消化后的多肽和糖肽用 mono-Spin C18 色谱柱脱盐。

2. 疫苗免疫小鼠

（1）疫苗接种实验采用 6 周龄小鼠。每只小鼠臀肌注射 6μg 新型冠状病毒刺突蛋白和 50μg poly I：C（TLR3 配体）佐剂。每周免疫 1 次，共免疫 3 周。

（2）免疫后一周尾静脉采血，每只小鼠采血 300μl。

3. 疫苗免疫后小鼠抗体的酶联免疫吸附测定

（1）用新型冠状病毒刺突蛋白抗原铺 96 孔板，抗原溶液浓度为 1μg/ml，每孔 50μl。在 4℃过夜。

（2）以 PBS/0.05% Tween 洗 5 次，每次振荡 2 分钟。

（3）每孔加入 PBS/1% 牛血清白蛋白，室温封闭 1 小时。

（4）在 PBS/1% 牛血清白蛋白中，将免疫后小鼠血清从 1∶10 到 1∶1 000 000 稀释，室温孵育 1 小时。

（5）以 PBS/0.05% Tween 洗 5 次，每次振荡 2 分钟。

（6）以 PBS/1% 牛血清白蛋白稀释 HRP 标记的羊抗小鼠 IgG（1∶5000），室温孵育 1 小时。

（7）以 PBS/0.05% Tween 洗 5 次，每次振荡 2 分钟。加入 HRP 催化的显色液显色。

4. 制备新型冠状病毒假病毒并用于中和抗体的检测

（1）用 Zhou-COVID-19（Addgene #161029），psPAX2（Addgene，#12260），Zhou-pLOV-GFP-Luc（Addgene #161030）三质粒系统，每个质粒 5μg，以脂质体转染 293T 细胞系，在无血清 DMEM 培养基转染 24 小时后，在荧光显微镜下确认绿色荧光蛋白荧光表达后，加入含有 10% 灭活胎牛血清的 DMEM 培养基继续培养 48 小时，获得含有活性假病毒颗粒的 DMEM 培养基上清液，直接用于中和抗体的测定。用刺突蛋白的含量反映上清液中的假病毒含量，刺突蛋白含量高于 1ng/ml 的上清液为合格的可以用于抗体中和检测的假病毒。

（2）用 293T-ACE2 细胞作为假病毒感染的靶细胞。在 96 孔板中，每孔铺 30 000 个细胞，将小鼠免疫后血清按照 10× 稀释后，取 50μl 和 50μl 假病毒混合后，感染细胞 24 小时，再加入含有 10% 灭活胎牛血清的 DMEM 培养基。继续培养 24 小时后，加入含有萤光素酶底物的细胞裂解液，荧光数值用多功能酶标仪读取。以具有中和力的单克隆抗体 40592-MM57 和 40591-MM43 为中和抗体的对照（图 5-4）。

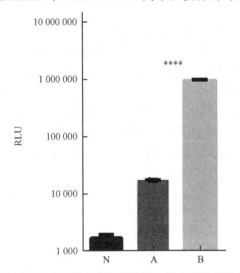

图 5-4　表达刺突蛋白的假病毒用于检测血清中和抗体的检测示意图

N 为没有假病毒感染的 293T-ACE2 细胞的阴性对照。A 为 50μl 假病毒感染的阳性对照。B 为 50μl 假病毒和 50μl 的经过一定倍数稀释的含有中和抗体的血清进行混合后的检测样本。RLU（发光值）代表假病毒感染 48 小时后，裂解 293T-ACE2 细胞，用萤光素酶底物测量萤光素酶的表达（**** 表示 $P < 0.0001$）

5. 纯化新型冠状病毒刺突蛋白的特异抗体并分析其 Fc 糖基化

（1）用 1μg/ml 的新型冠状病毒刺突蛋白三聚体蛋白溶液铺 96 孔板，在 4℃过夜。

（2）以 PBS/0.05% Tween 洗 5 次，每次振荡 2 分钟。

（3）将免疫后小鼠血清用 PBS 按照 1：5 稀释后，加入 96 孔板孵育 1 小时。

（4）以 PBS/0.05% Tween 洗 5 次，每次振荡 2 分钟。

（5）以 0.5mol/L Glycine-HCl 缓冲液（pH2.5）洗脱吸附的抗体。

（6）以 10kD cutoff 的超滤管（Millipore）置换缓冲液，将抗体蛋白悬浮于 PBS 中。用 6.1mol/L 三氯乙酸沉淀。蛋白沉淀用 8mol/L 尿素（溶解于 100mmol/L Tris-HCl，pH8.5）溶解。加入 5mmol/L 三（2- 羧乙基）膦盐酸盐（TCEP）孵育 20 分钟，还原蛋白。加入 10mmol/L 碘乙酰胺孵育 15 分钟，进行蛋白烷基化反应。按照 1：100 的重量加入胰凝乳蛋白酶，在 25℃反应 1 小时。再按照 1：50 的重量加入胰蛋白酶，在 37℃反应 1 小时。加入甲酸中止反应。消化后的多肽和糖肽用 mono-Spin C18 色谱柱脱盐。

（7）在 Easy-nano 1000 液相色谱系统进行糖肽的分离，并直接连接 Thermo Q Executive 质谱仪进行分析。流动相和洗脱梯度是：0～1 分钟，0～2% B；1～10 分钟，2%～7% B；10～90 分钟，7%～27% B；90～112 分钟，27%～35% B；

112 ～ 115 分钟，35% ～ 95% B；115 ～ 125 分钟，95% B；125 ～ 127 分钟，95% ～ 2% B。缓冲液 A 为 0.1% formic acid（FA）水溶液；缓冲液 B 为：0.1% FA 的乙腈溶液。液相流速为 300nl/ 分。

（8）用 p Glyco2.0 软件进行质谱数据的分析。

四、注意事项

1. 新型冠状病毒刺突蛋白重组蛋白三聚体的稳定性和功能完整性，是吸附特异中和抗体的关键。对重组蛋白三聚体的质量控制方法有：用非变性蛋白电泳检测三聚体的完整性，用标准的单克隆中和抗体检测其吸附功能。

2. 抗体 Fc 区经过胰酶消化后，必须进行脱盐处理，以保护液相色谱柱的使用寿命。用 mono-Spin C18 色谱柱脱盐，脱盐过程中要防止糖肽丢失。

3. 假病毒中和实验中使用的萤光素酶底物发光检测，需要注意细胞裂解的均一性和及时读数，尤其是在多块细胞培养板大量检测的情况。

第六章　表皮－真皮组织工程化复层皮肤的体外构建

第六章彩图

摘　要

　　组织工程化人工皮肤是由种子细胞复合生物支架制备而成，可快速覆盖创面，为治疗皮肤缺损提供更具优势的方案。在本章节中，我们将详细说明体外构建小鼠表皮－真皮组织工程皮肤的所有操作内容，包括通过体外分离培养小鼠的表皮细胞、真皮成纤维细胞，并以这两种细胞为种子细胞，结合鼠尾胶原作为组织基质制备的生物支架，经体外气－液平面培养方式，最终成功构建表皮－真皮组织工程皮肤。

一、引言

　　皮肤是人体最大的器官，主要由表皮、真皮及毛囊等皮肤附属器所构成。作为人体第一道屏障，外界多种物理、化学等因素均可导致其损伤。尤其是大面积皮肤缺损在临床上难以解决，可引起感染、肢体功能缺失和畸形，甚至威胁生命，严重影响患者健康及生活质量，造成沉重的社会和经济负担。而传统自体、异体皮肤移植则存在供体不足、二次损伤及免疫排斥等问题。

　　组织工程是利用工程学的原理制备可用于修复组织缺损的人工替代物。组织工程学最早是在 20 世纪 80 年代，主要从体内取得少量的正常组织，以消化酶等方式将取材的组织消化分离出相应的种子细胞，在体外培养扩增后，与没有生物毒性、同时具备良好相容性并在体内可降解吸收的生物材料支架相复合，从而形成相应的种子细胞和生物材料的复合物；在体外生长一段时间后，制备为组织工程化的组织结构，可以用于体内移植；而可降解吸收的生物支架在回植入体内后，随着细胞扩增并修复组织缺损的过程，支架同时降解并吸收，最终修复了器官或组织的损伤或缺损。组织工程学是有别于传统医学的新方法，将无创伤性修复成为可能。

　　组织工程可以应用于多种组织修复再生，其中组织工程化皮肤构建是由多种皮肤细胞作为种子细胞复合生物支架制备而成的，可达到快速覆盖创面、恢复皮肤屏障完整性及其修复的作用，尤其是为治疗大面积皮肤缺损带来新的希望。

　　而皮肤成纤维细胞和表皮细胞分别来自于皮肤组织的真皮和表皮，是构成皮肤结构的主要成分，两者相复合后，利用体外培养的气－液平面条件，模拟正常皮肤体内微环境，构建出与正常皮肤结构相似的表皮－真皮复层人工皮肤，该方法已非常成熟，本章节将详细说明体外构建表皮－真皮组织工程皮肤的具体过程及其关键步骤。

二、实验材料

1. 实验动物 6 ~ 8 周龄雌性 C57BL/6J 小鼠，体重 20 ~ 30g。

2. 实验试剂 75% 乙醇，高糖 DMEM 培养基，胎牛血清，青霉素 / 链霉素（100U/mL），磷酸盐缓冲液，0.25% 胰蛋白酶消化液，角质细胞培养基，0.05% 胰蛋白酶 -EDTA 液，鼠尾 I 型胶原。

3. 溶液的配制 完全培养基（每 100ml 由 10ml 胎牛血清，1ml 青霉素 / 链霉素，89ml 低糖 DMEM 培养基配制而成），中性蛋白酶（使用 PBS 配成浓度为 0.25% 的溶液，0.22μm 滤器过滤后备用），II 型胶原酶（以高糖 DMEM 培养基溶解配成浓度为 0.2% 的溶液，并以 0.22μm 滤器过滤备用）。

4. 实验耗材 培养皿，离心管，0.22μm 滤器，40μm 滤网，移液管，带培养小室的培养板。

5. 实验器械 眼科剪，眼科镊。

6. 实验仪器 超净工作台，恒温摇床，CO_2 细胞培养箱，光学显微镜，离心机，移液器，石蜡切片机。

三、实验方法

1. 体外分离培养小鼠的表皮细胞

（1）安乐死处死小鼠，75% 乙醇浸泡 10 分钟，取出置于超净工作台中。

（2）剪下小鼠背部皮肤，以灭菌眼科剪剪成宽度约 2mm 的长条，置入装有 0.25% 中性蛋白酶溶液的离心管，4℃冰箱过夜充分作用。

（3）次日捞出皮肤组织，PBS 充分漂洗后，用灭菌眼科镊轻轻撕开表皮与真皮，分别放置于培养皿中。

（4）将分离的表皮充分剪碎成糊状，转移至 50ml 离心管中，以移液管加入 5 倍体积预热至 37℃的 0.25% 胰蛋白消化酶中，摇床 37℃消化约 10 分钟。

（5）随之加入等体积的完全培养基终止消化，40μm 滤网过滤，1500r/min 离心 5 分钟后，以 10ml 角质细胞培养基重悬，接种于培养皿中，置于 CO_2 细胞培养箱 5% CO_2 37℃条件下进行体外培养（图 6-1）。

（6）次日待细胞贴壁后换液以去除未贴壁的悬浮死细胞，3 ~ 4 天定期换液。

（7）细胞达到生长融合，用无菌 PBS 清洗 2 次，加入 0.05% 胰蛋白酶 -EDTA 液 3ml，37℃作用约 3 分钟，在光学显微镜下观察可见贴壁状态的大部分细胞浮起变圆，1500r/min 离心 5 分钟，收集细胞待用。

2. 体外分离培养小鼠的真皮成纤维细胞

（1）将上述步骤（3）撕下的真皮组织也剪成糊状，置入装有 0.2% II 型胶原酶的离心管，摇床 37℃消化约 30 分钟。

（2）以移液器吸取完全培养基终止消化，1500r/min 离心 5 分钟后弃上清，以完全培养基稀释，接种于培养皿，置于 5% CO_2、37℃条件下，于细胞培养箱中体外培养。

（3）次日换液后，每 3 ~ 4 天换液。

（4）细胞达到生长融合，加入 0.05% 胰蛋白酶 -EDTA 液，作用 2 分钟左右，镜下观察；可见贴壁状态的大部分细胞浮起变圆，用完全培养基终止消化，1500r/min 离心 5 分钟，去除上清液后传代增殖。

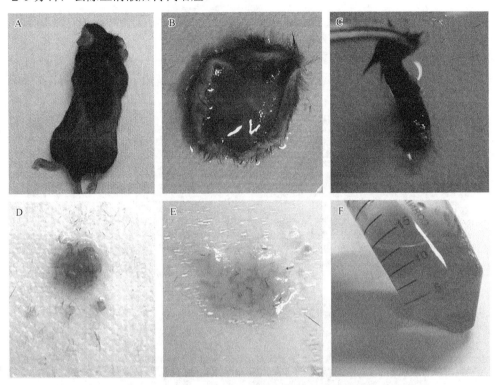

图 6-1　体外分离小鼠表皮和成纤维细胞

A. 6 ～ 8 周龄雌性 C57BL/6J 小鼠，体重 20 ～ 30g；B. 剪下小鼠背部皮肤；C. 剪成宽度约 0.2cm 的细条；D. 撕开分离的表皮组织剪成糊状；E. 真皮剪成糊状；F. 胰蛋白酶 37℃摇床消化

3. 表皮 - 真皮组织工程化皮肤的体外构建及组织学观察

（1）预铺层：将预冷的鼠尾 I 型胶原预先在共培养小室的上层进行铺层，置于 37℃培养箱中 30 分钟以上，使其充分凝固。

（2）制备人工真皮基质：将前述体外培养的小鼠成纤维细胞以 $1\times10^6/100\mu l$ 的浓度与预冷的鼠尾 I 型胶原混合后，尽快铺层于预铺层的鼠尾 I 型胶原上，并置于 37℃培养箱中 2 小时，使其充分凝固。

（3）加入 DMEM 完全培养基，继续体外培养 3 天。

（4）制备表皮层：将体外培养表皮细胞消化传代收取细胞后，用 1ml 的角质细胞培养液重悬接种于上述制备的人工真皮基质表面，置于 37℃培养箱，加入角质细胞培养液，并以气体 - 液体界面的条件，体外培养 3 周，每 2 ～ 3 天换液 1 次。

（5）3 周后取材，去除上室底部的尼龙膜，将制备的人工皮肤固定后，进行 HE 染色组织学观察（图 6-2）。

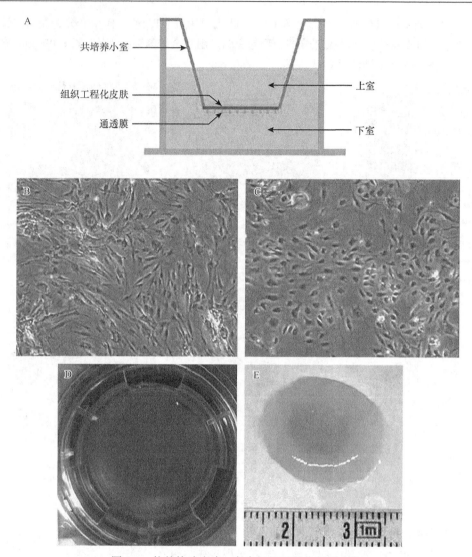

图 6-2　体外构建表皮 - 真皮组织工程化复层皮肤

A. transwell 系统模式图。B. 小鼠皮肤成纤维细胞的体外分离培养。C. 体外培养的小鼠表皮细胞。D. 在培养小室
系统中进行组织工程化皮肤体外构建。E. 体外培养 3 周后获取的组织工程皮肤的大体观

四、注意事项

1. Ⅰ型胶原铺层时必须提前预冷，否则容易凝固，将影响铺层效果。

2. 铺层Ⅰ型胶原的 pH 应保持在 7.2 ~ 7.6，避免影响组织形成的效果。

3. 密切观察表皮 - 真皮复合物在体外培养时的气液平面条件，防止液体过少导致干涸，或者液体过多导致表皮层被浸没，影响组织形成。

参 考 文 献

Cebrián C, Borodo K, Charles N, et al. 2004. Morphometric index of the developing murine kidney. Developmental dynamics: an official publication of the American Association of Anatomists, 231: 601-608.

Chambers SM, Fasano CA, Papapetrou EP, et al. 2009. Highly efficient neural conversion of human ES and iPS cells by dual inhibition of SMAD signaling. Nature biotechnology, 27: 275-280.

Chen Y, Xiong M, Dong Y, et al. 2016. Chemical Control of Grafted Human PSC-Derived Neurons in a Mouse Model of Parkinson's Disease. Cell stem cell, 18: 817-826.

Chen Z, Ren X, Xu X, et al. 2018. Genetic Engineering of Human Embryonic Stem Cells for Precise Cell Fate Tracing during Human Lineage Development. Stem Cell Reports, 11: 1257-1271.

Chi X, Yan R, Zhang J, et al. 2020. A neutralizing human antibody binds to the N-terminal domain of the spike protein of SARS-CoV-2. Science (New York, NY), 369: 650-655.

Chng Z, Teo A, Pedersen RA, et al. 2010. SIP1 mediates cell-fate decisions between neuroectoderm and mesendoderm in human pluripotent stem cells. Cell stem cell, 6: 59-70.

Costantini F, Kopan R. 2010. Patterning a complex organ: branching morphogenesis and nephron segmentation in kidney development. Developmental cell, 18: 698-712.

De Jong AM, Van Gelder IC, Vreeswijk-Baudoin I, et al. 2013. Atrial remodeling is directly related to end-diastolic left ventricular pressure in a mouse model of ventricular pressure overload. PloS one 8: e72651.

Evans MJ, Kaufman MH. 1981. Establishment in culture of pluripotential cells from mouse embryos. Nature, 292: 154-156.

Gálvez-Montón C, Prat-Vidal C, Díaz-Güemes I, et al. 2014. Comparison of two preclinical myocardial infarct models: coronary coil deployment versus surgical ligation. Journal of translational medicine, 12: 137.

Hartley CJ, Reddy AK, Madala S, et al. 2011. Doppler velocity measurements from large and small arteries of mice. American journal of physiology Heart and circulatory physiology, 301: H269-H278.

Heins N, Englund MC, Sjöblom C, et al. 2004. Derivation, characterization, and differentiation of human embryonic stem cells. Stem cells (Dayton, Ohio) 22: 367-376.

Houser SR, Margulies KB, Murphy AM, et al. 2012. Animal models of heart failure: a scientific statement from the American Heart Association. Circulation research, 111: 131-150.

Ju B, Zhang Q, Ge J, et al. 2020. Human neutralizing antibodies elicited by SARS-CoV-2 infection. Nature 584: 115-119.

Laflamme MA, Murry CE. 2011. Heart regeneration. Nature, 473: 326-35.

Langer R, Vacanti JP. 1993. Tissue engineering. Science (New York, NY), 260: 920-926.

Lebkowski JS, Gold J, Xu C, et al. 2001. Human embryonic stem cells: culture, differentiation, and genetic modification for regenerative medicine applications. Cancer journal (Sudbury, Mass), 7 Suppl 2, S83-S93.

Lecour S, Bøtker HE, Condorelli G, et al. 2014. ESC working group cellular biology of the heart: position paper: improving the preclinical assessment of novel cardioprotective therapies. Cardiovascular research, 104: 399-411.

Liu L, Liu X, Ren X. 2016. Smad2 and Smad3 have differential sensitivity in relaying TGF β signaling and inversely regulate early lineage specification. Scientific Reports 6: 21602.

Mahmoud AI, Porrello ER. 2012. Turning back the cardiac regenerative clock: lessons from the neonate. Trends in cardiovascular medicine, 22: 128-133.

Mitsui K, Tokuzawa Y, Itoh H, et al. 2003. The homeoprotein Nanog is required for maintenance of pluripotency in mouse epiblast and ES cells. Cell, 113: 631-642.

Murry CE, Reinecke H, Pabon LM. 2006. Regeneration gaps: observations on stem cells and cardiac repair. Journal of the American College of Cardiology, 47: 1777-1785.

Plačkić J, Preissl S, Nikonova Y, et al. 2016. Enhanced nucleoplasmic Ca (2+) signaling in ventricular myocytes from young hypertensive rats. Journal of molecular and cellular cardiology, 101: 58-68.

Pluteanu F, Heß J, Plackic J, et al. 2015. Early subcellular Ca2+ remodelling and increased propensity for Ca2+ alternans in left atrial myocytes from hypertensive rats. Cardiovascular research, 106: 87-97.

Puranam RS, He XP, Yao L, et al. 2015. Disruption of Fgf13 causes synaptic excitatory-inhibitory imbalance and genetic epilepsy and febrile seizures plus. The Journal of neuroscience: the official journal of the Society for Neuroscience, 35: 8866-8881.

Reubinoff BE, Pera MF, Fong CY, et al. 2000. Embryonic stem cell lines from human blastocysts: somatic differentiation in vitro. Nature biotechnology, 18: 399-404.

Takahashi K, Tanabe K, Ohnuki M, et al. 2007. Induction of pluripotent stem cells from adult human fibroblasts by defined factors. Cell, 131: 861-872.

Takahashi K, Yamanaka S. 2006. Induction of pluripotent stem cells from mouse embryonic and adult fibroblast cultures by defined factors. Cell, 126: 663-676.

Takasato M, Little MH. 2015. The origin of the mammalian kidney: implications for recreating the kidney in vitro. Development (Cambridge, England). 142: 1937-1947.

Tao Y, Zhang SC. 2016. Neural Subtype Specification from Human Pluripotent Stem Cells. Cell stem cell 19: 573-586.

Thomson JA, Itskovitz-Eldor J, Shapiro SS, et al. 1998. Embryonic stem cell lines derived from human blastocysts. Science (New York, NY) 282: 1145-1147.

van Deel ED, Najafi A, Fontoura D, et al. 2017. In vitro model to study the effects of matrix stiffening on Ca (2+) handling and myofilament function in isolated adult rat cardiomyocytes. The Journal of physiology 595: 4597-4610.

Vig K, Chaudhari A, Tripathi S, et al. 2017. Advances in Skin Regeneration Using Tissue Engineering. International journal of molecular sciences, 18: 789.

Wu Y, Wang F, Shen C, et al. 2020. A noncompeting pair of human neutralizing antibodies block COVID-19 virus binding to its receptor ACE2. Science (New York, NY), 368: 1274-1278.

Yao L, Sakaba T. 2012. Activity-dependent modulation of endocytosis by calmodulin at a large central synapse. Proceedings of the National Academy of Sciences of the United States of America, 109: 291-296.

Zaw AM, Williams CM, Law HK, et al. 2017. Minimally Invasive Transverse Aortic Constriction in Mice. Journal of Visualized Experiments, 121: e55293.

Zhu FC, Guan XH, Li YH, et al. 2020. Immunogenicity and safety of a recombinant adenovirus type-5-vectored COVID-19 vaccine in healthy adults aged 18 years or older: a randomised, double-blind, placebo-controlled, phase 2 trial. Lancet (London, England), 396: 479-488.